浙江省医学会公共卫生学分会科普丛

冠心病家庭与病房调护

（第二版）

主　审　胡大一

主　编　郭航远　陈利坚　吕巧霞　余　瑜

副主编　金越平　谢伟萍　詹利雅　马　莉

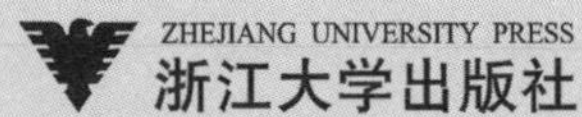

序

冠状动脉粥样硬化性心脏病（冠心病）是一种慢性病、常见病、多发病。我国冠心病的发病率为 111.9/10 万，全国有近 1100 万患者。随着科学技术的发展和医务工作者近几十年的不懈努力，冠心病的治疗和预防有了很大的进展和突破，全球范围内冠心病的发病率和死亡率有所下降，特别是西方发达国家，冠心病的发病处于一个相对较低的平台期。目前，我国冠心病的发病率和死亡率均呈上升趋势，并已超过癌症成为第一大致死病因。预计未来 10 年，我国冠心病的发病率将继续呈现快速增长趋势，男性冠心病发病率将增加 24.3%，女性将增加 36.8%，而且冠心病的发病有年轻化的趋势。统计数据证实，每年死于各种冠心病的人数超过 170 万，住院费用超过 200 亿元。虽然我国日益提高的冠心病诊疗水平和技术使冠心病的死亡率有所下降，但人们对高血压、高胆固醇、糖尿病、肥胖、不良生活方式（如吸烟）等冠心病危险因素的认识还不足，我国极有可能在不久的将来成为冠心病的发病大国，在短期内也不可能将冠心病的发病率控制在一个理想的范围内。冠心病的防治是一项艰巨而复杂的系统工程，需要全社会共同努力，积极采取有效措施，预防和控制心血管病危险因素，从而遏制心血管病发病的增长态势。

本书作者近年来阅读了大量的国内外医学文献，收集了有关冠心病防治的信息，结合自己的临床实践和经验，以问题解答的方式，通俗易懂地向读者介绍了冠心病分型、危险因素、临床表现、并发症、辅助检查、诊断与鉴别诊断、药物治疗、介入和外科治疗、中医治疗以及患者的饮食与运动治疗、日常生活、预防和康复护理等内容。尤其在冠心病患者的饮食与运动、日常生活方面作了详尽、仔细的描述。希望病房医务人员和患者家属一起来做冠心病的防治工作，提高冠心病的防治效果。本书作为一本科普读物，内容丰富、新颖，易于理解，既面向冠心病患者及其家属，又为心血管及相关领域的专业医师和护士提供了有价值的参考资料。

相信本书的出版将对我国冠心病知识的普及起到推动作用。故乐为作序，推荐给广大读者。

胡大一

2020 年 6 月 1 日

前 言

冠心病即冠状动脉粥样硬化性心脏病，是危害人类健康的常见病、多发病。近年来，冠心病在我国的发病率和死亡率呈上升趋势，是中国居民死因构成中上升最快的疾病，已成为威胁中国居民健康的重要疾病。目前研究显示，2006 年至 2017 年，我国男性冠心病发病率增加了 16.5%，女性增加了 19.1%，我国每年死于冠心病的人数超过了 170 万。虽然目前冠心病在中国的发病率和死亡率仍未超过世界平均水平，但由于中国人群主要冠心病危险因素包括了高血压、高血脂、糖尿病、肥胖等不利变化，中国离成为一个冠心病发病大国为时不远。

随着医学科学的快速发展，治疗冠心病的新方法、新技术层出不穷，尤其是在药物治疗、介入治疗、基因和干细胞治疗及外科治疗上均取得突破性进展，但冠心病的治疗不是一朝一夕的事，也不是一种治疗方法能够解决的问题，而是一个漫长的过程。在这个过程中，预防（特别是冠心病的危险因素预防）对人类的贡献要比治疗大得多，仅靠现代化的急救和治疗技术是远远不够的，冠心病的病房及家庭护理同样占有十分重要的地位。

本书共分五篇：基础篇、治疗篇、院内护理篇、家庭调护篇及预防与康复护理篇。全书以问答及图表形式，简明扼要地介绍了冠心病的基本概念、临床表现、诊断和治疗，突出介绍了冠心病的病房护理、早期康复及家庭调养。作为一本科普读物，作者注重写作的科学性、系统性、趣味性和实用性，力求内容丰富、通俗易懂，内容包括冠心病的基础知识、院内护理、早期康复、饮食、运动、心理直至冠心病家庭调养防治，在内容的选择、语言的修饰、插图的编排等方面都作了许多努力和尝试，努力把专业知识化解为公众可接受的通俗知识，以指导患者的治疗和康复，提高患者的生活质量。

本书是一本比较全面反映冠心病病房护理和家庭调养及防治的科普读物，适合心内科及相关学科的医生、护士，冠心病患者及家属阅读。通过本书，患者可了解冠心病基础知识、院内护理、院内早期康复及家庭调养的相关知识，从而积极配合治疗，改善生活方式，使病情稳定，生活质量提高。感谢我国著名的心血管病学专家、医学教育家、中国医师协会心血管内科医师分会主任委员、中华医学会心血管病学分会候任主任委员胡大一教授主审了本书并为之作序。

由于时间和水平有限，书中错误之处难免，敬请广大读者批评指正。

目　录

基础篇

治疗篇

院内护理篇

家庭调护篇

预防与康复护理篇

基础篇

1. 什么是冠状动脉?

心脏位于胸腔内中央偏左侧，像一个水泵不停地将血液供应到全身。心脏自身也需要动脉血管供应血液和养分，这些血管称为冠状动脉，即左、右冠状动脉。左冠状动脉分为两支：前降支和回旋支。

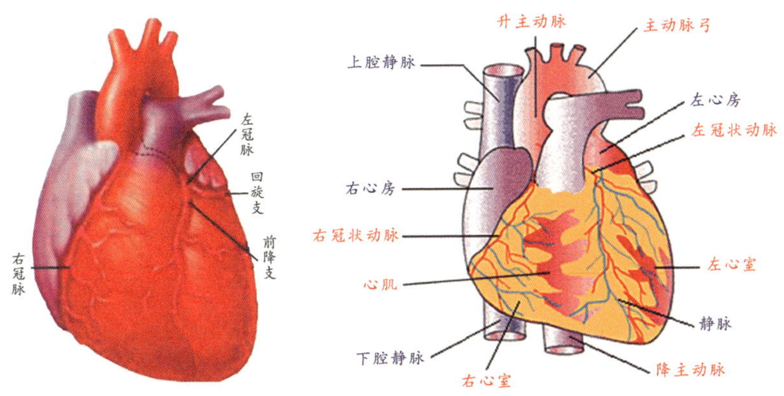

2. 什么是动脉粥样硬化?

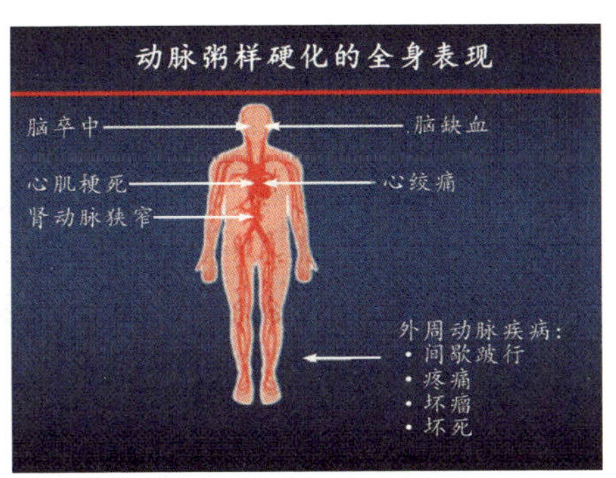

动脉粥样硬化是一组动脉硬化血管病中常见的、最重要的一种，其特点是受累动脉病变从内膜开始，一般先有脂质和复合糖类积聚，再有出血及血栓形成，纤维组织增生及钙质沉着，并有动脉中层的逐渐蜕变和钙化。病变常累及弹性及大中等肌性动脉，一旦发展到足以阻塞动脉腔，则该动脉所供应的组织或器官将缺血或坏死。由于在动脉内膜积聚的脂质外观呈黄色粥样，因此称为动脉粥样硬化。动脉粥样硬化可累及心、脑、肾及外周血管而导致相应的临床表现。

3. 什么是冠心病?

冠心病，全称冠状动脉粥样硬化性心脏病。冠心病的发生，是由于冠状动脉发生粥样硬化导致严重斑块和/或合并血栓形成而造成管腔狭窄，它以冠脉供血不足而致心肌缺血缺氧为主要表现。

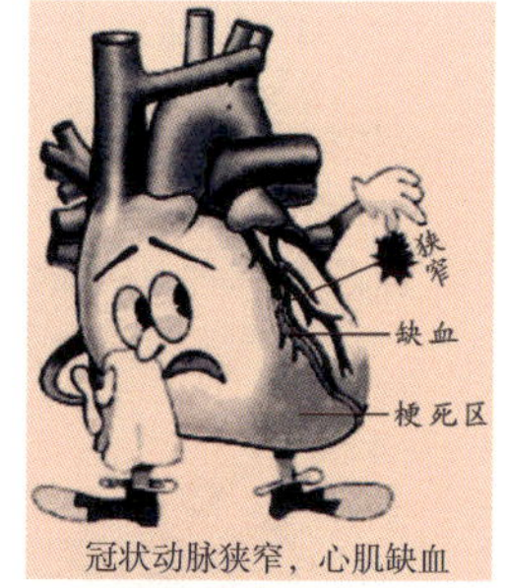

冠状动脉狭窄，心肌缺血

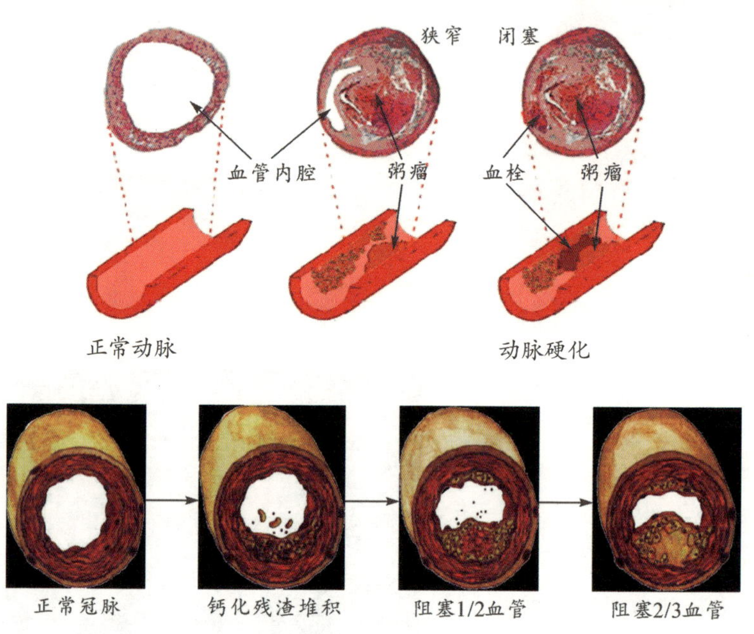

4. 冠状动脉粥样硬化始于什么年龄?

冠心病多发生于40岁以上的中老年人，因此，人们往往产生一种表象认识，好像人们40岁以后才开始发生动脉粥样硬化，其实不然。一项最新的病理生理学研究证实，动脉粥样硬化始发于少儿期，并随着年龄的增长逐渐加重，至20岁后可造成不可逆的病理损害。

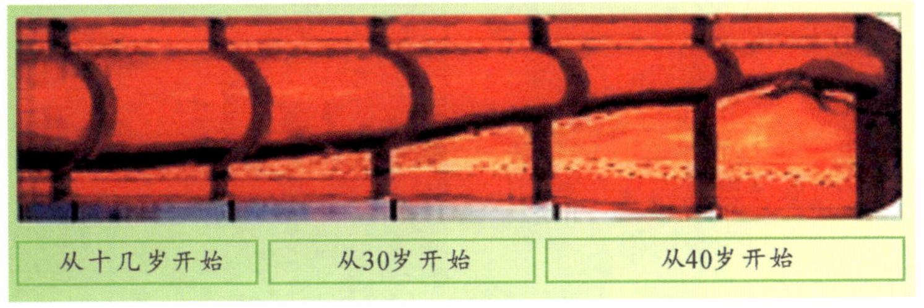

5. 国内外冠心病的发病率和死亡率如何?

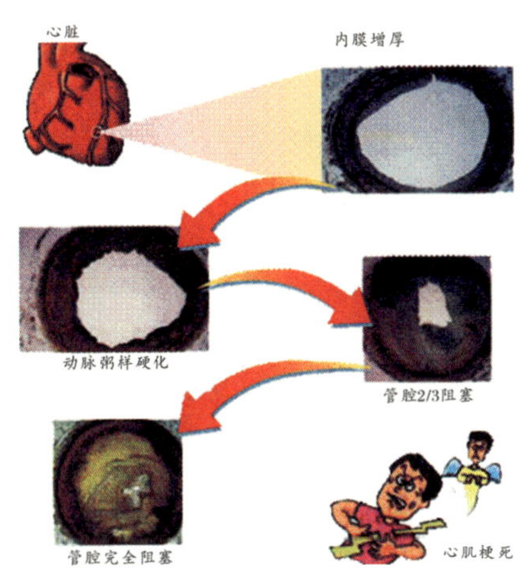

冠心病是波及全球的危害人类健康的慢性病、常见病，各国的发病率也不相同，美国的发病率较高，平均每10秒就有一个新发心梗患者；中国的发病率相对较低，平均为111.9/10万。我国冠心病发病特点：总的发病率低，近年有上升趋势，老年人多发，北方发病率高于南方，以华北地区发病率最高，男性多于女性，城市多于农村，脑力劳动者多于体力劳动者。美国因冠心病死亡的占心血管疾病死亡的43.8%，标化死亡率为99.6/10万。我国冠心病的死亡率为123.9/10万，且有逐年增加的趋势。

6. 冠心病的危险因素有哪些?

（1）主要危险因素：

①年龄：多见于40岁以上的中老年人，49岁后，冠心病进展较快，但也不乏年轻人发生心肌梗死。

②性别：男性多于女性，约为2 ∶ 1。

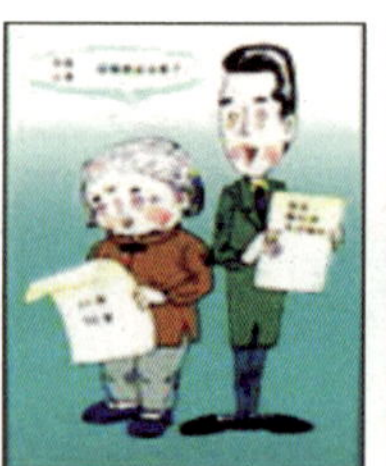
年龄、性别

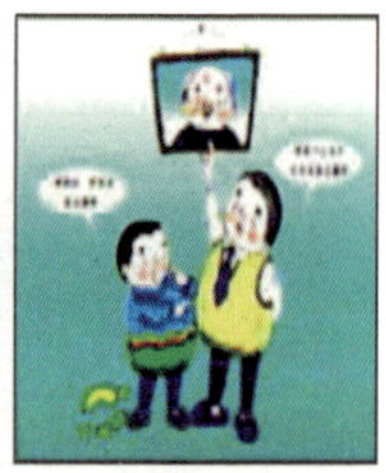
遗传因素

冠心病高危因素

③高血脂：尤其是低密度脂蛋白升高，是冠心病的独立危险因素。

④高血压：收缩压和舒张压升高均与冠心病密切相关。

⑤糖尿病：40岁以上的糖尿病患者约50%患有冠心病，糖尿病患者的冠心病发病率较无糖尿病者高2倍。糖尿病是冠心病的等危症。

⑥吸烟：与冠心病有很大的关系，是冠心病的独立危险因素。

⑦冠心病家族史：冠心病具有明显的家族特点，是多因素共同作用的结果，遗传因素是内因，冠心病危险因素和环境因素是外因，内外因结合，就可能促发冠心病。

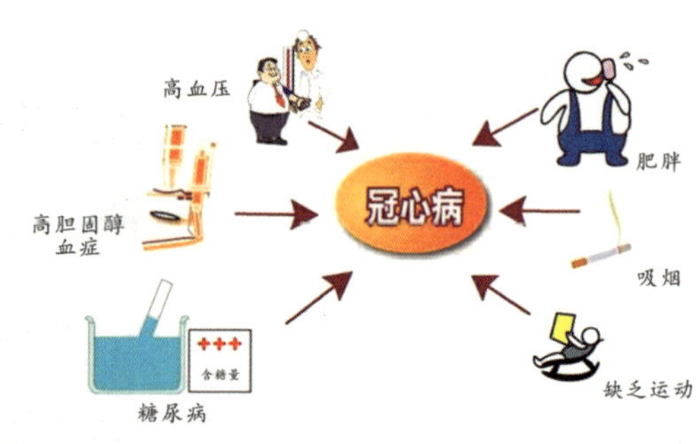

（2）次要危险因素：肥胖、职业、饮食、遗传因素、微量元素、A型性格、血液成分等。

7. 冠心病的临床表现是什么？

冠心病的临床症状主要表现为心绞痛，即胸骨后的压榨感、闷胀感，伴随明显的焦虑，持续3～5分钟，常发散到左侧臂部、肩部、

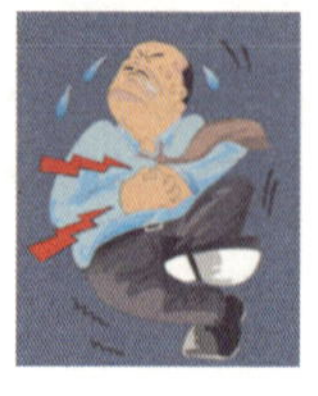

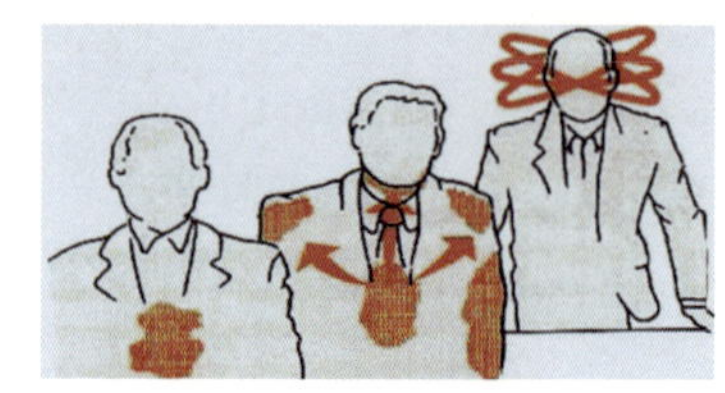

下颌、咽喉部、背部，也可放射到右臂，有时可累及这些部位而不影响胸骨后区。有时候心绞痛症状不典型，可表现为气紧、晕厥、虚弱、嗳气，尤其在老年人用力、情绪激动、受寒、饱餐等增加心肌耗氧情况下发作，休息和含服硝酸甘油片可缓解。

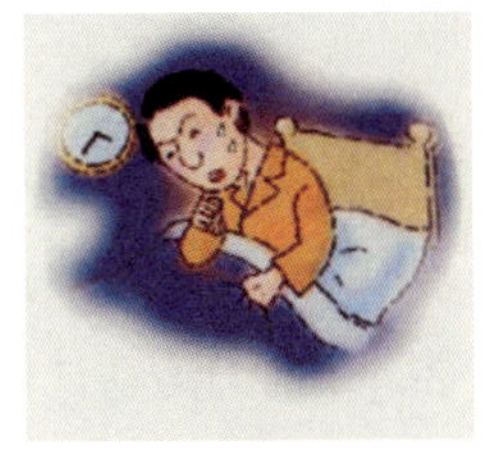

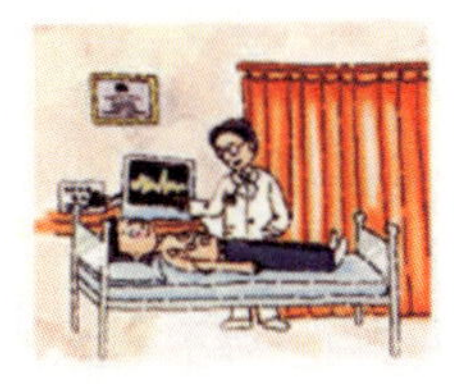

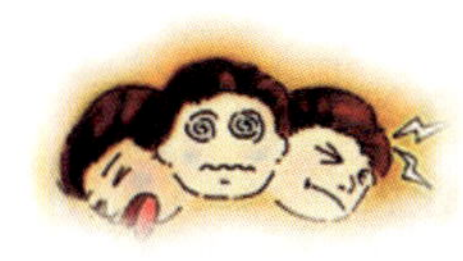

8. 所有胸痛都是心绞痛吗？

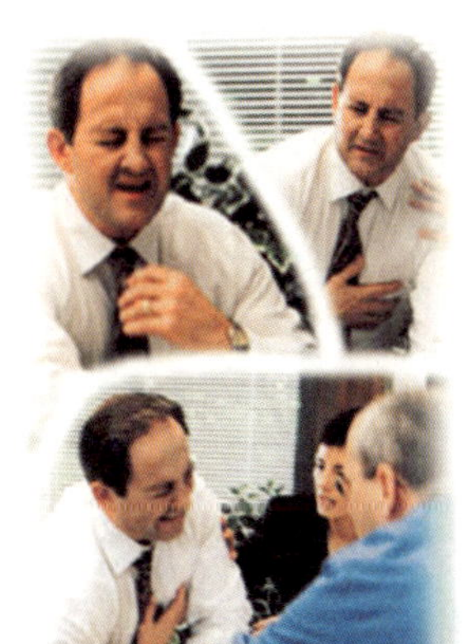

要注意的是，不是所有的胸痛都是心绞痛或与心脏有关，很多没有心脏病的人也会有前胸不适感，呈瞬间消失或持续性隐痛（如持续数小时甚至一天、数天等），并且与活动无关，甚至活动还使胸痛缓解，且常在诱发因素消失后发生，如白天活动较多时并无任何明显不适，而到晚间休息时感觉到胸背不适，这种疼痛常与心脏无关，可能与神经、肌肉劳损有关，或者为神经官能症（也称心脏神经症）所致。另外，气胸、主动脉夹层、肺栓塞、肺炎、肋间神经炎、肋软骨炎、胃炎、食管炎及带状疱疹也会引起胸部疼痛等不适感。

9. 冠心病有哪几种类型？

（1）心绞痛型：根据发作的频率和严重程度分为稳定型和不稳定型心绞痛。不稳定型心绞痛是急性心肌梗塞的前兆，所以一旦发现应立即到医院就诊。

（2）心肌梗死型：胸痛部位与心绞痛型的胸痛部位一致，但持续更久，疼痛更重，休息和含化硝酸甘油片不能缓解。有时候表现为上腹部疼痛，容易与腹部疾病混淆。伴有低热、烦躁不安、多汗和冷汗、恶心、呕吐、心悸、头晕、极度乏力、呼吸困难、濒死感等，持续 30 分钟以上，常达数小时。发现这种情况应立即就诊。

（3）无症状性心肌缺血型：很多患者有广泛的冠状动脉阻塞却没有发生过心绞痛，甚至有些患者在心肌梗死时也没发生心绞痛。部分患者发生心脏性猝死后，常规尸检时，心肌梗死才被发现。部分患者由于心电图有缺血表现，发生了心律失常，或因为运动试验阳性而做冠脉造影才被发现。这类患者发生心脏性猝死和心肌梗死的可能性和有心绞痛的患者一样，所以应注意平时的心脏保健。

（4）心力衰竭和心律失常型：部分患者原有心绞痛发作，以后由于病变广泛，心肌广泛纤维化，心绞痛逐渐减少到消失，却出现心力衰竭的表现，如气促、水肿、乏力等，还有各种心律失常，表现为心悸。还有部分患者从来没有心绞痛，而直接表现为心力衰竭和心律失常。

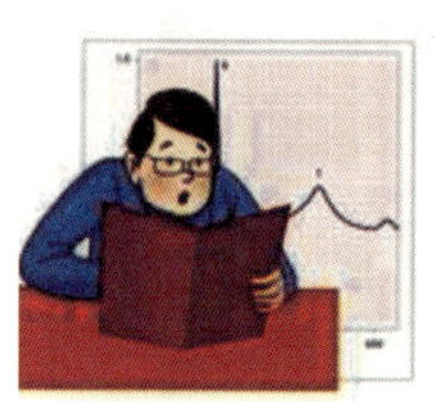

无症状性心肌缺血型

患者无症状，但在静息时或负荷实验中有心肌缺血的心电图改变

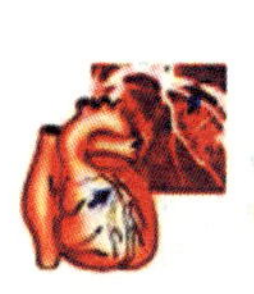

心肌梗死型

症状比心绞痛更剧烈，时间长，范围广，还有恶心、呕吐、发热、心力衰竭等症状

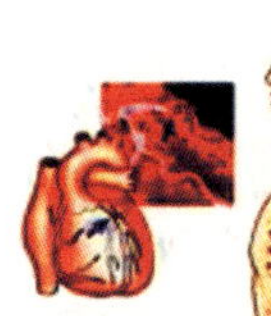

心绞痛型

有憋闷或压迫样感觉，心前区疼痛，可放射到咽部或左肩处，发作时间为1～2分钟

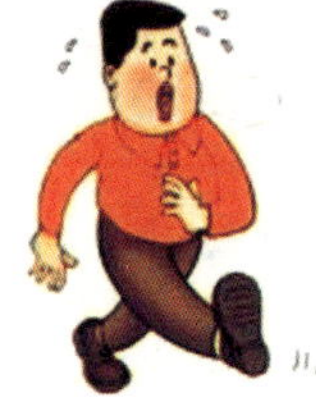

心力衰竭和心律失常型

活动后气喘，夜间不能平卧，出现浮肿，肝肿大，心律失常，早搏

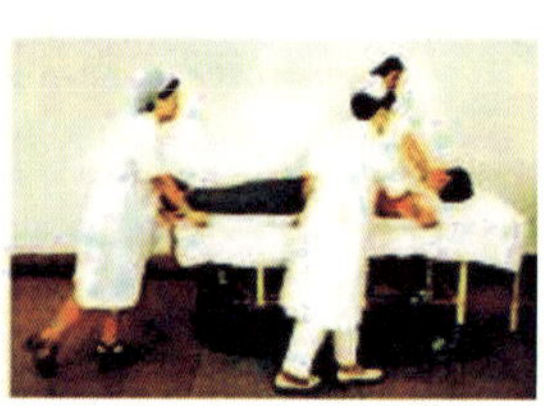

猝死型

因原发性心跳骤停突然死亡

（5）猝死型：指由于冠心病引起的不可预测的突然死亡，在急性症状出现以后 6 小时内发生心脏骤停所致。主要是由于缺血造成心肌细胞电生理活动异常，从而发生严重的心律失常，导致死亡。

10. 心绞痛分哪几型?

世界卫生组织（WHO）的心绞痛分型为：（1）劳力型心绞痛：稳定型劳力型心绞痛、初发劳力型心绞痛、恶化劳力型心绞痛、卧位型心绞痛（因发病机制有其独特性，可作为劳力型心绞痛的独立类型）；（2）自发型心绞痛：单纯自发型心绞痛、变异型心绞痛；（3）混合型心绞痛；（4）梗死后心绞痛。以上除稳定型劳力型心绞痛外，均为不稳定型心绞痛范围。

采用 Braunwald 心绞痛分型为：（1）稳定型心绞痛；（2）不稳定型心绞痛；（3）变异型心绞痛。

附表　Braunwald 的不稳定型心绞痛分类

	A. 有心外因素（继发性）	B. 无心外因素（原发性）	C. 心肌梗死后 2 周内
Ⅰ. 初发或恶化劳力型心绞痛，无休息时发作	ⅠA	ⅠB	ⅠC
Ⅱ. 1 个月内的稳定型心绞痛，48 小时内无上述发作	ⅡA	ⅡB	ⅡC
Ⅲ. 48 小时内的稳定型心绞痛发作	ⅢA	ⅢB	ⅢC

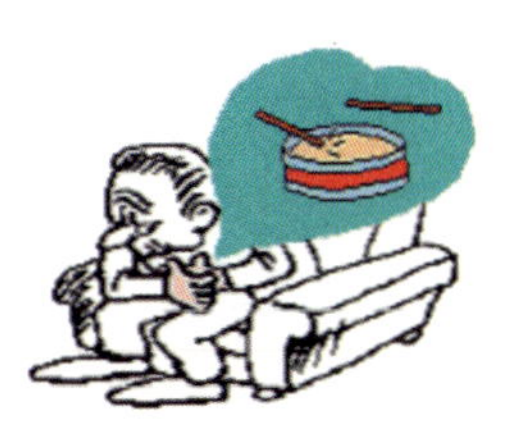

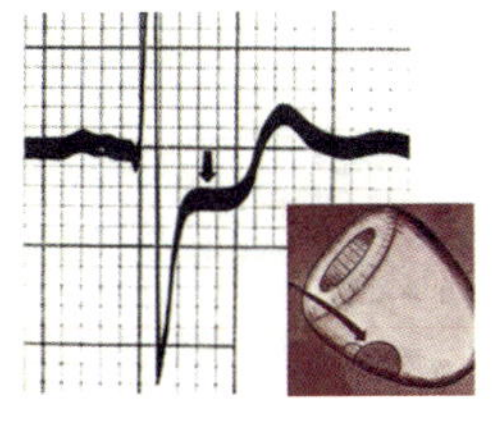

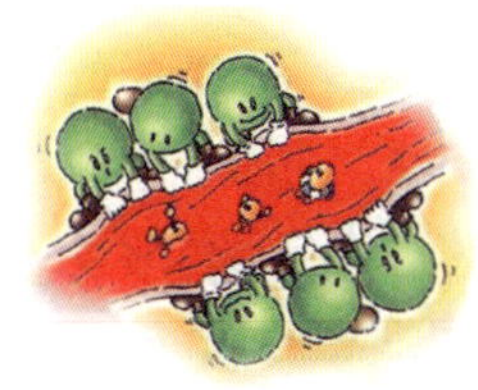

11. 心绞痛的诱发因素有哪些?

(1)各种运动,如快走、上坡、上楼梯、骑车(尤其是在顶风、负重或上坡时)、跑步等;

(2)情绪变化,如焦虑、过分激动(生气、悲伤或高兴);

(3)饱餐、酗酒,尤其是饱餐后活动或走路;

(4)生活不规律,尤其是不注意劳逸结合、没有足够的睡眠,或昼夜颠倒;

(5)天气变化、冷空气刺激、大量吸烟,等等。

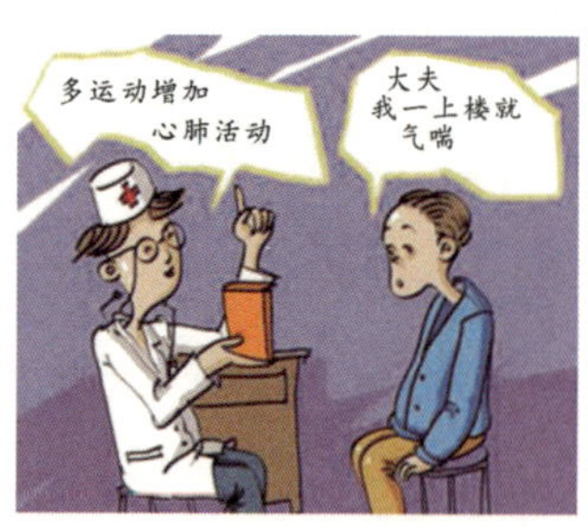

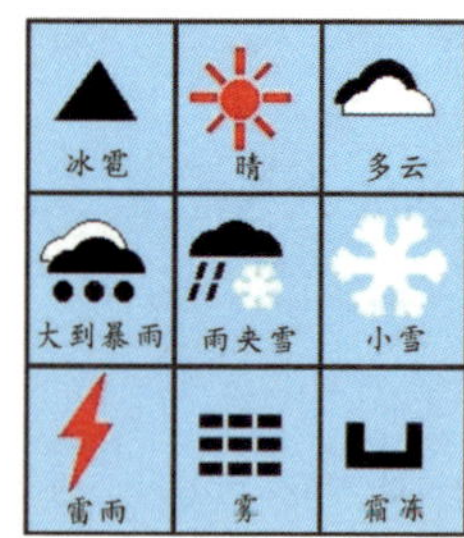

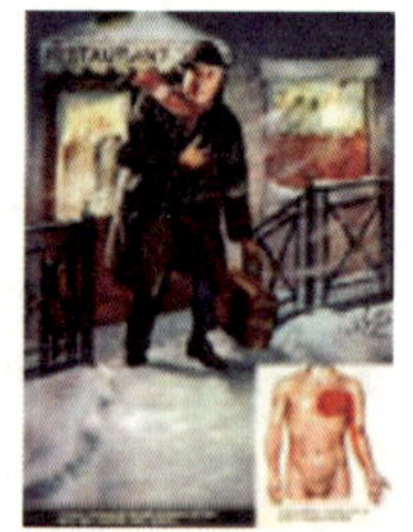

12. 冠心病是老年人的“专利”吗?

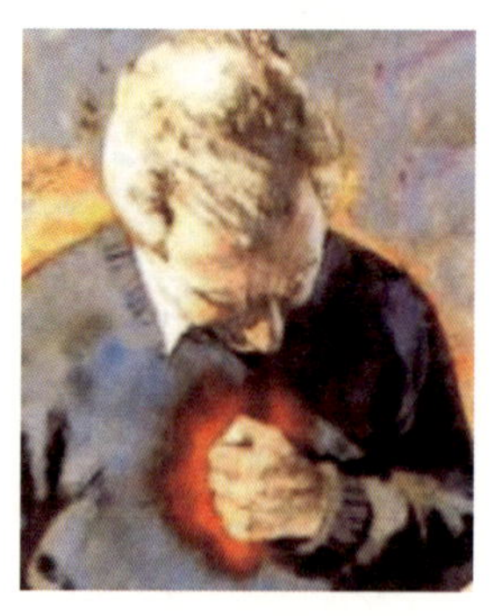

不。近 10 ~ 15 年,中青年人群冠心病的发病率比原来上升了 150%。在患病的中青年中,高发人群集中于两类人,一类是缺乏体力活动的脑力劳动者,另一类是单位或企业的负责人、经营者。主要原因是现代社会竞争激烈,年轻人都在为事业忙碌,压力比较大,作息时间不规律,体力、精力透支。另外,随着人们生活水平的提高,人类的饮食结构逐渐向高脂高糖类食品发展。加上上班族久坐办公室,缺乏体育锻炼,以及吸烟等不良嗜好,所有这些因素都使得原本多发于老年人的心肌梗死、心律失常、心绞痛、心衰和猝死等冠心病逐渐向年轻化发展。

13. 中青年冠心病与老年冠心病临床特征有何不同?

老年人发生冠心病时，胸闷、体力下降、胸痛，或者心悸等前驱症状往往比较明显。而许多中青年人猝死都是突发冠心病所致，因为中青年人患冠心病通常无明显征兆，起病急，让人防不胜防。因此，严重的心梗等冠心病是导致中青年人猝死的重要原因，中青年人应更注重预防冠心病。

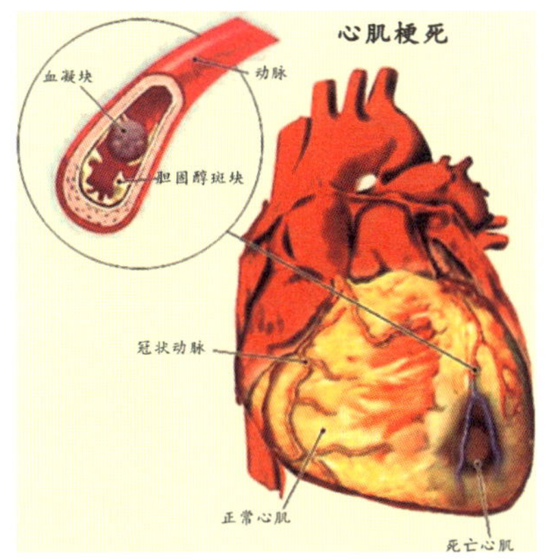

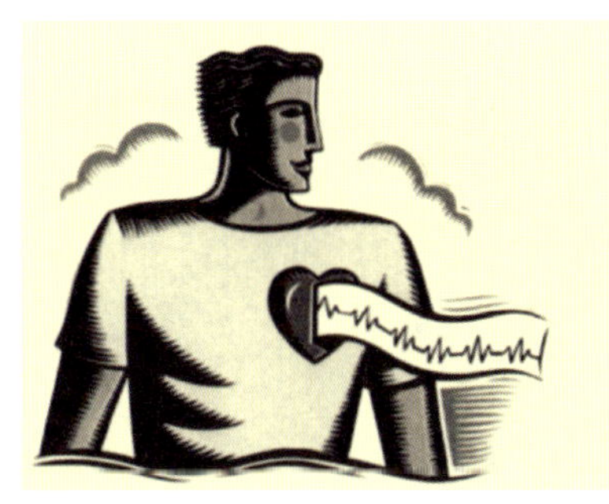

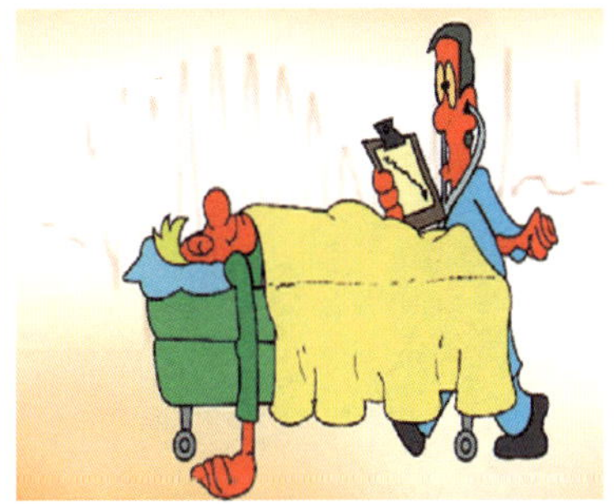

14. 冠心病心绞痛患者的心电图有何特征?

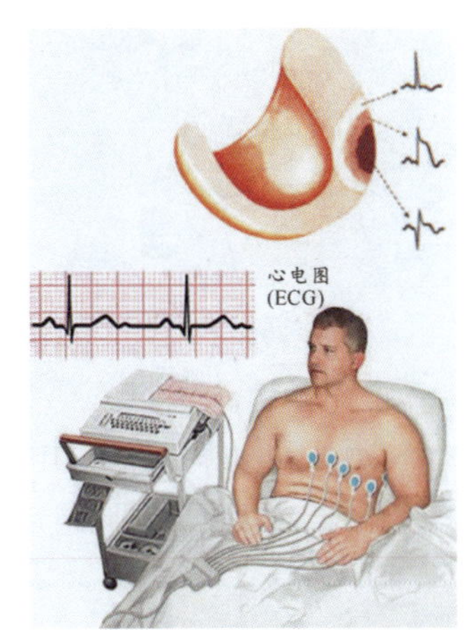

（1）ST 段改变：主要表现在 ST 段压低、抬高，如变异型心绞痛则 ST 段呈单向曲线；

（2）T 波改变：主要是 T 波低平或倒置；

（3）其他改变：主要包括休息或运动后 T 波倒置，左束支传导阻滞及左前分支传导阻滞，左室肥厚、房室传导阻滞及异位心律。

15. 冠心病患者的心电图一定异常吗？

不一定。冠心病患者如心绞痛未发作或严重冠心病因心电向量关系可表现为完全正常。一份正常的心电图并不能排除冠心病，心电图是诊断冠心病的一项重要依据，但不是唯一的诊断标准。

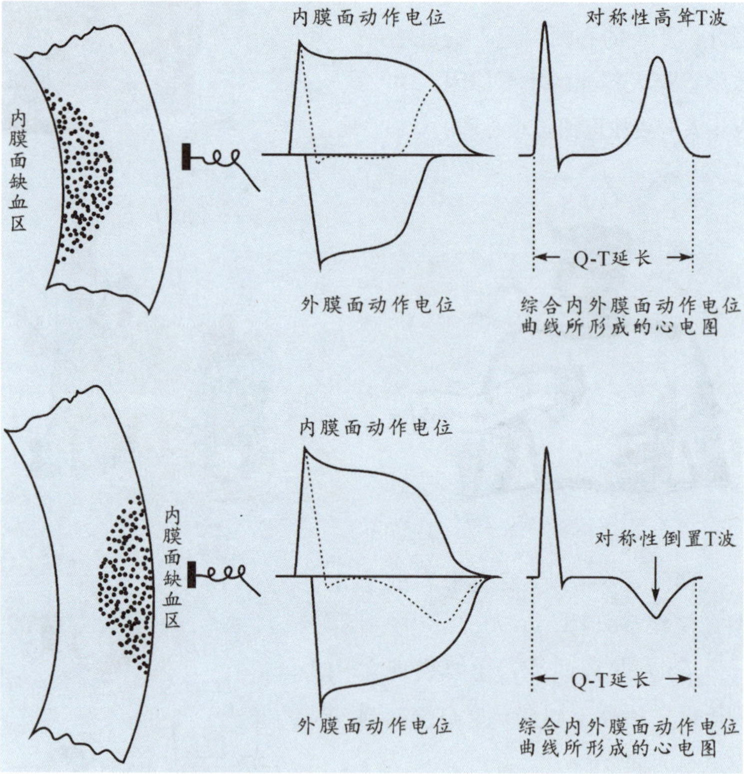

内膜面动作电位
对称性高耸T波
内膜面缺血区
Q-T延长
外膜面动作电位
综合内外膜面动作电位曲线所形成的心电图

内膜面动作电位
对称性倒置T波
内膜面缺血区
Q-T延长
外膜面动作电位
综合内外膜面动作电位曲线所形成的心电图

16. 24 小时动态心电图诊断冠心病价值如何？

动态心电图与冠脉造影结果相比较，其诊断冠心病的敏感性为 91%，特异性为 78%。

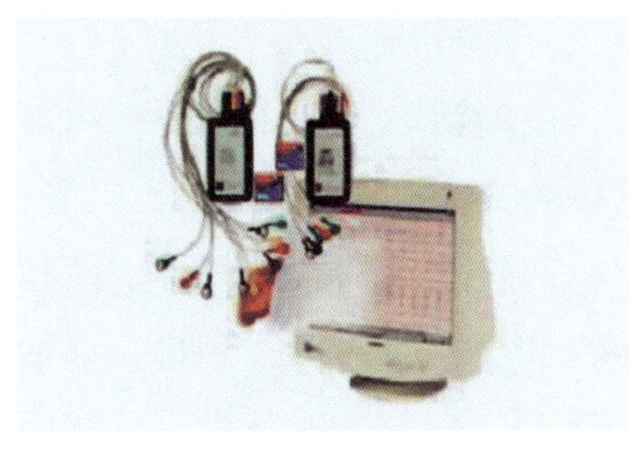

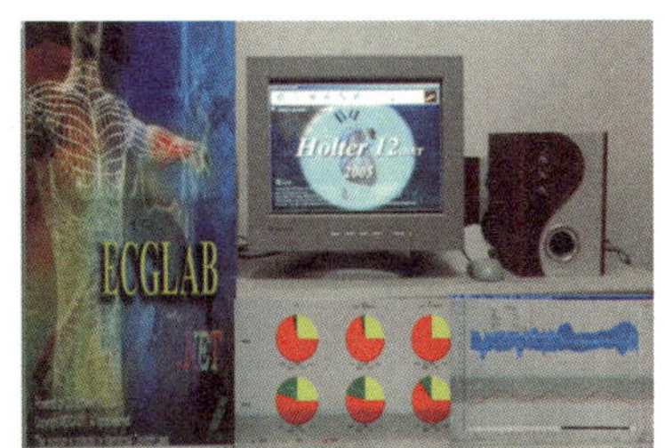

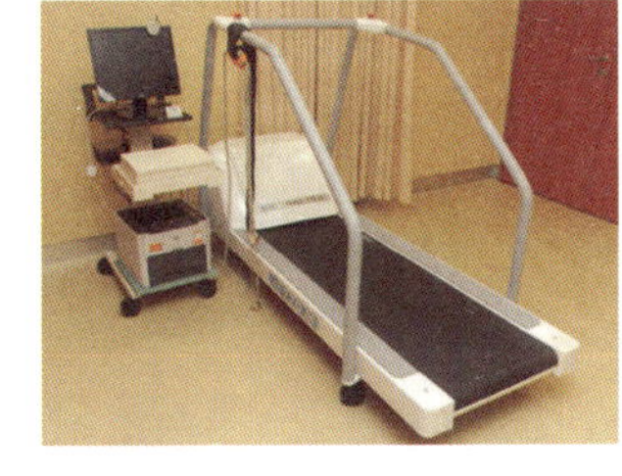

17. 什么是运动负荷试验?

运动负荷试验是心电图负荷试验中最常用的一种，也是目前诊断冠心病最常用的一种辅助手段。临床上常用踏车及活动平板运动试验。后者的优点是运动中便可观察心电图和血压的变化，运动量可按预计目标逐步增加。

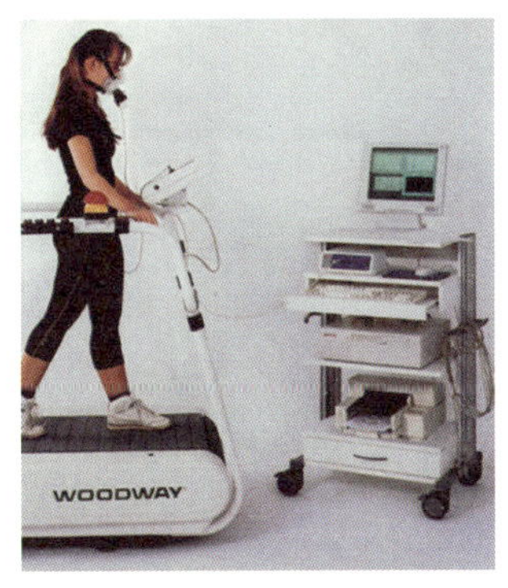

18. 运动负荷试验诊断冠心病价值如何?

心电图运动负荷试验是发现早期冠心病的一种检测方法，平均敏感性为68.0%，平均特异性为77.0%。但运动心电图阴性者不能完全排除冠心病，应结合临床其他资料进行综合判断。

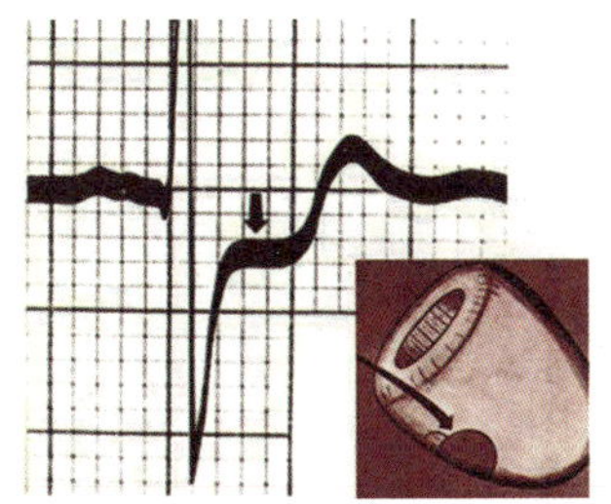

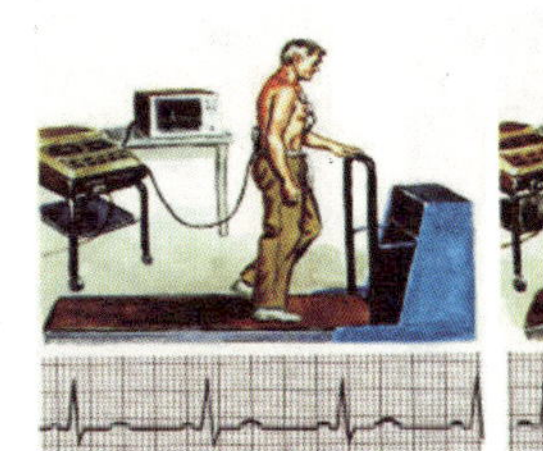

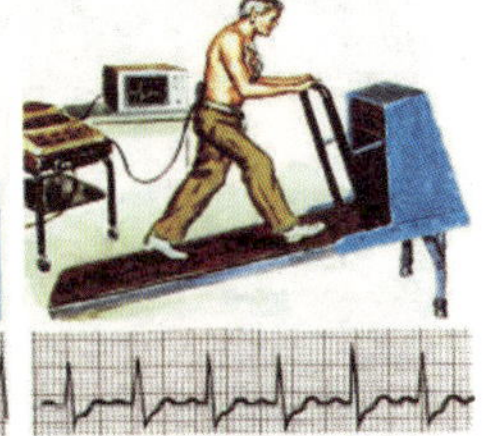

运动平板试验

19. 超声心动图对冠心病的诊断有何价值？

冠心病早期，心脏无明显扩大，室壁活动无严重障碍，超声心动图改变不明显；冠心病后期，超声心动图可示室壁节段性活动异常，二维超声变化主要是室壁活动异常，通过对这种异常进行定性和定量分析，可对心肌梗死作出定位诊断，并对心肌梗死面积进行评估。超声心动图对心肌梗死的并发症亦有较高的检出率，特别是室壁瘤、乳头肌断裂、室间隔穿孔等。

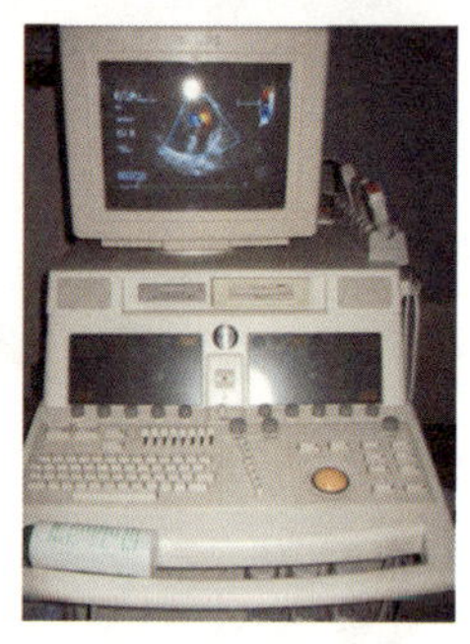

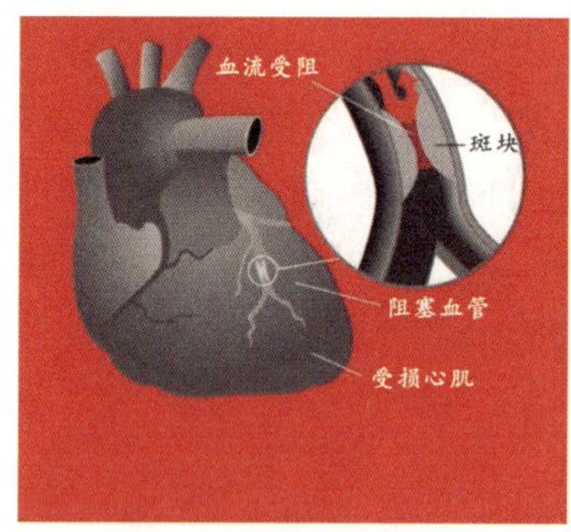

20. 冠脉 CT 诊断冠心病的价值如何？

（1）单纯 64 排 CT 检测冠脉狭窄的阴性预测值为 98%，但是病例的选择将严重影响图像结果。心率过快、心律失常等都将影响结果评估。

（2）正电子发射断层扫描（PET）和 CT 检查的杂交技术检测血液动力学相关的冠脉病变，其敏感性和特异性分别为 90% 和 98%。

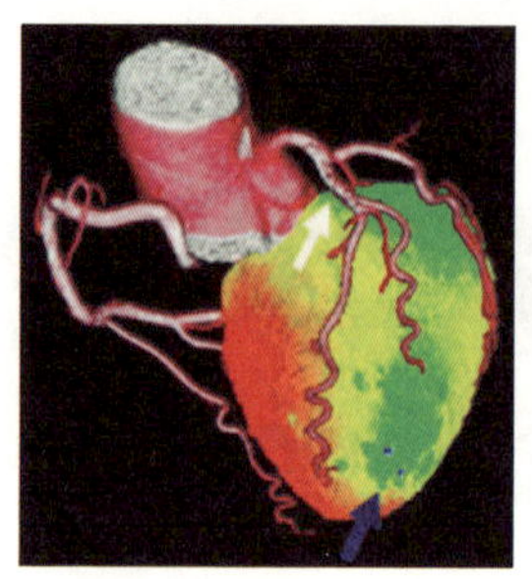

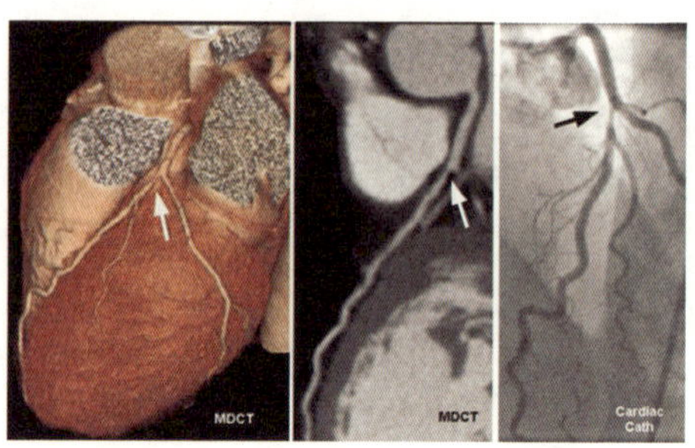

21. 核素心肌灌注显像诊断冠心病价值如何?

运动负荷核素心肌灌注显像诊断冠心病的敏感性为87%，特异性为69%，但受一定条件的限制。

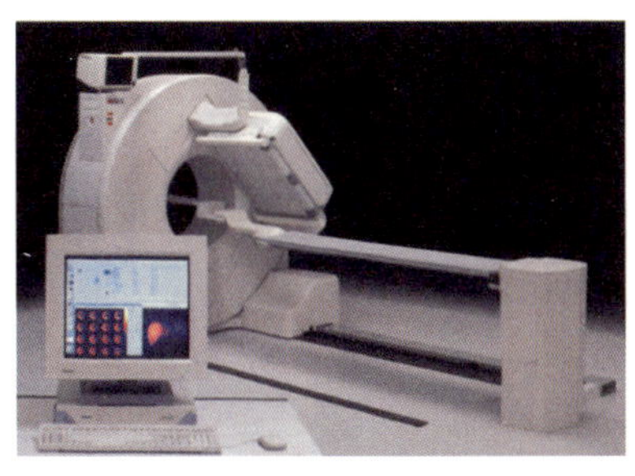

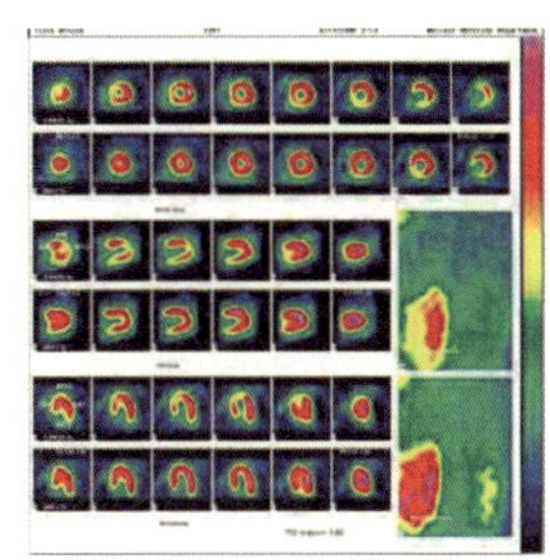

22. 诊断冠心病的“金标准”是什么?

诊断冠心病的经典“金标准”是经皮冠状动脉造影术。近年来，冠脉内血流和压力测定（冠脉流量储备分数，FFR）、血管内镜、血管内超声（Intravascular Ultrasound，IVUS）和光学相干断层分析技术（Optical Coherence Tomography，OCT）也成为重要的冠心病诊断手段。

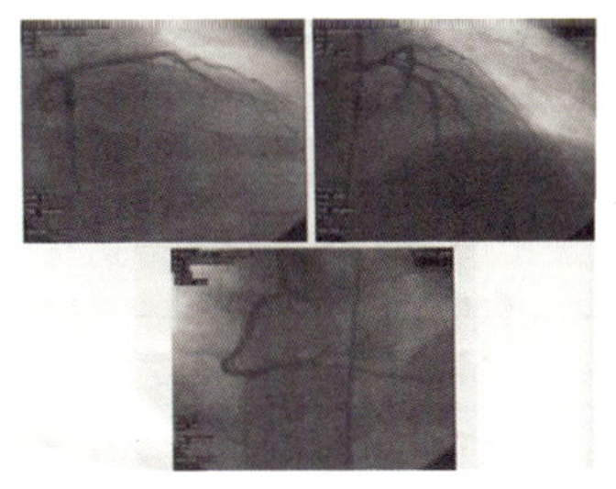

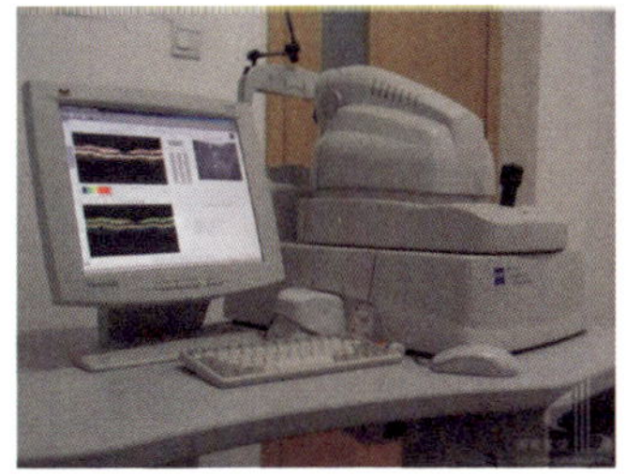

23. 冠状动脉造影术有哪些适应证?

冠状动脉造影术的适应证有：

（1）不稳定型心绞痛，药物疗效欠佳者。

（2）稳定型心绞痛者。

（3）急性心肌梗死拟行冠状动脉内溶栓或急诊经皮冠状动脉介入治疗（PCI）者。

（4）急性心肌梗死并发室间隔穿孔或乳头肌断裂，导致严重心力衰竭需急诊手术者。

（5）陈旧性心肌梗死并发室壁瘤需手术切除者。

（6）冠状动脉旁路移植或 PCI 术后心绞痛复发，需再次手术者。

（7）需行瓣膜置换术的中老年（＞45 岁）瓣膜病患者。

（8）中老年肥厚型非梗阻型心肌病（HOCM）伴典型胸痛者，或 HOCM 需行化学消融术的患者。

（9）伴胸痛的中老年患者，在行肺、纵隔等重大手术前。

（10）疑有冠状动脉畸形需明确诊断者。

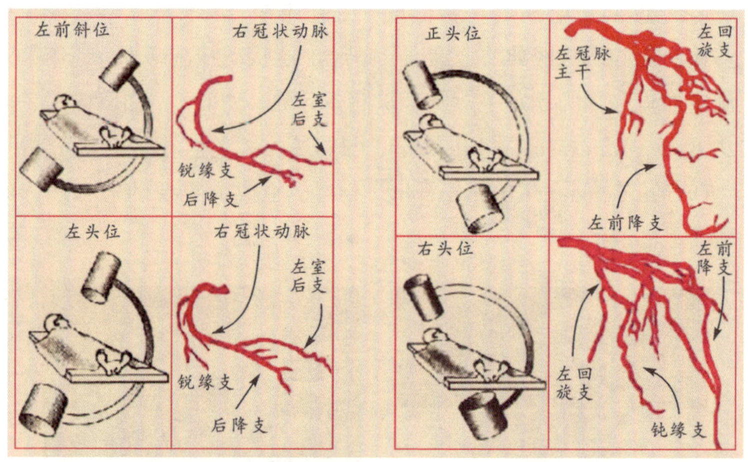

24. 冠状动脉造影术有哪些禁忌证?

（1）近期（1 个月内）发生脑血管意外者。

（2）发生不能控制的严重充血性心力衰竭和严重心律失常者。

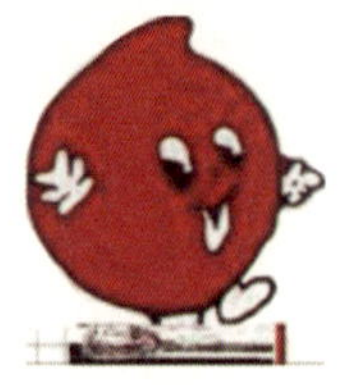

（3）患严重肝、肾疾病，全身感染未控制者。

（4）伴严重高血压或贫血者。

（5）伴发严重的难治性或终末期疾病患者。

（6）电解质紊乱，如低血钾。

（7）碘过敏者（轻者可用非离子型造影剂）。

（8）急性心肌炎等。

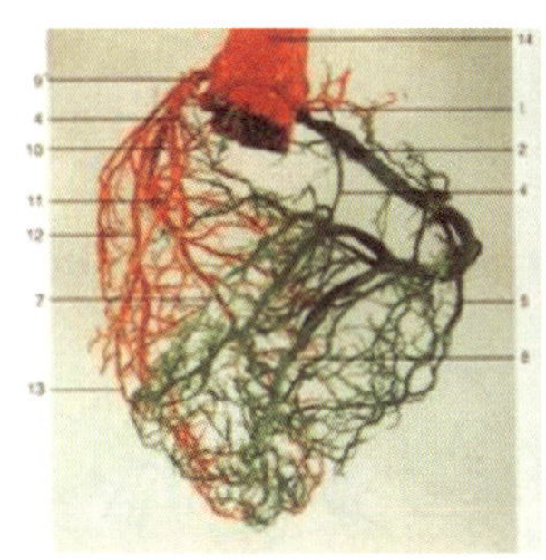

25. 冠状动脉造影术有无危险性?

冠状动脉造影是有创性检查方法之一，有一定的手术风险，但并发症的发生率很低，相对来说是安全的。冠状动脉造影术的手术死亡率约为 0.5%，其并发症的发生率约为 0.5%，且并发症多发生于左主干狭窄者、严重三支病变者、左心功能不全（射血分数< 35%）者和高龄患者。

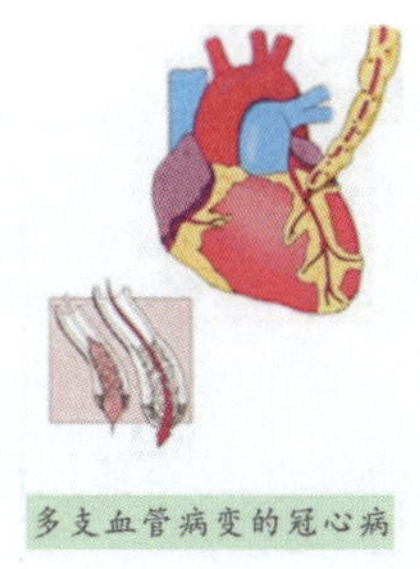

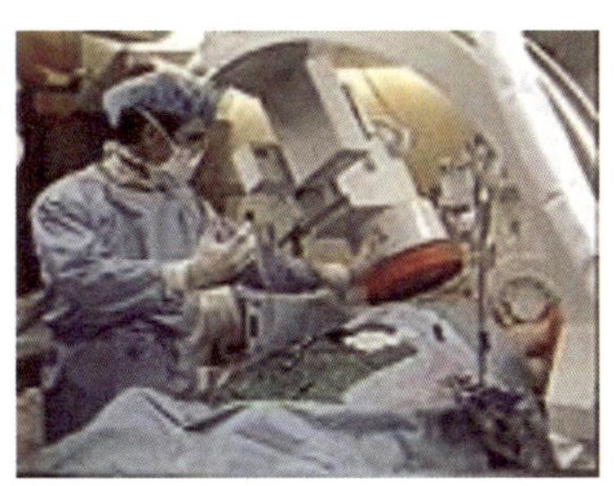

26. 冠心病的确诊标准是什么?

冠心病确诊标准：

具备下列 3 条中任何一条即可诊断为冠心病。

（1）典型心绞痛而不能用主动脉瓣病变、一氧化碳中毒、严重贫血、心律失常和低氧血症等解释者。

（2）确诊的心肌梗死。符合以下两条之一者，可确诊为心肌梗死：

①符合急性心肌梗死的诊断标准，包括典型症状、特征性心电图改变和酶学升高。

②病史中有明确心肌梗死的既往史。

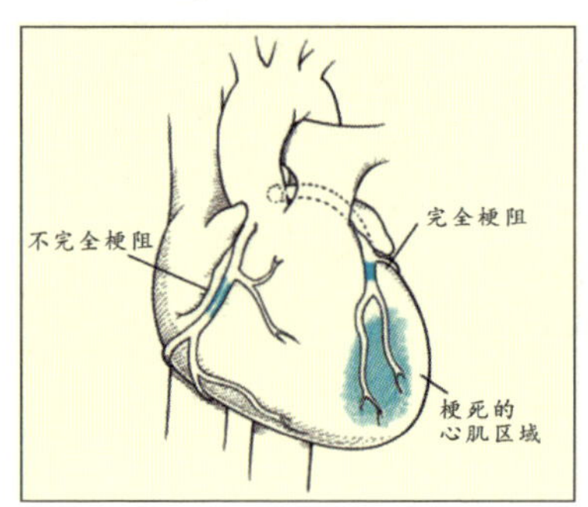

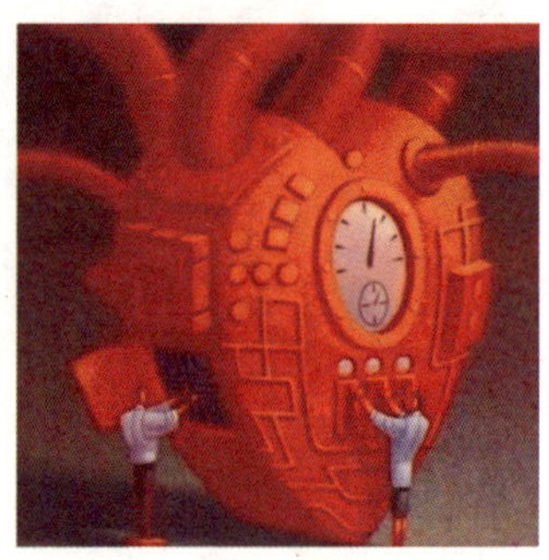

（3）中年以上患者有以下6项中的第一项和其他任何一项，而不能用主动脉瓣病变、自主神经功能紊乱、心肌炎、心肌病、肺气肿、电解质紊乱及服用洋地黄等药物来解释者。

①有冠心病危险因素2项以上：高血压、高脂血症、长期吸烟、糖尿病等。

②心电图缺血型表现：ST段压低（$>$0.1mV）或T波深而倒置（$>$0.3mV），并有动态改变。

③心电图负荷试验阳性：次极量运动试验或双嘧达莫试验、超声心动图运动或药物负荷试验等。

④超声心动图有典型节段性室壁运动异常而无其他原因可解释者。

⑤放射性核素扫描显示心肌缺血而无其他原因可解释者。

⑥心电图示心肌缺血而无其他原因可解释者。

27. 疑诊冠心病的依据是什么？

以下 8 条中有任何一条者应疑诊冠心病，建议进行冠心病的进一步检查和相关治疗。

（1）中年以上患者有冠心病危险因素 4 项中两项以上（糖尿病、高血压、吸烟、高脂血症）。

（2）可疑不典型心绞痛而无其他原因解释者。

（3）中年以上有明显动脉粥样硬化，并怀疑有心肌梗死者。

（4）中年以上患者表现为心脏轻度扩大、心力衰竭、乳头肌功能失调、心律失常等而无其他原因可解释者。

（5）休息时心电图出现 T 波低平或倒置而无其他原因可解释者。

（6）心电图负荷试验阳性，但其他检查和临床表现不支持冠心病者。

（7）存在临床症状和心电图表现，但冠心病的对症治疗无效者。

（8）24 小时动态心电图示 ST 段压低者（$< 0.1mV$）。

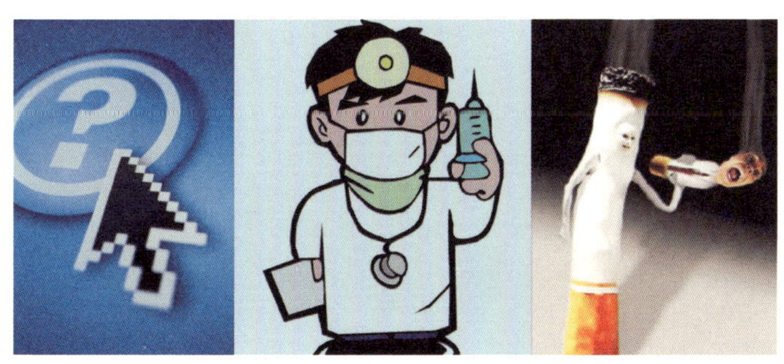

28. 什么是 X 综合征？

X 综合征表现为典型的劳累型心绞痛伴 ST 段压低、运动平板试验阳性而冠状动脉造影正常的一组综合征。

心电图特点：胸痛发作时有典型的缺血性 ST 段压低，可持续 10 分钟左右；心电图运动试验阳性。冠脉造影正常而运动试验阳性者应首先考虑X综合征；若麦角新碱试验排除了心外膜冠状动脉痉挛所致的胸痛，可确诊为X综合征。

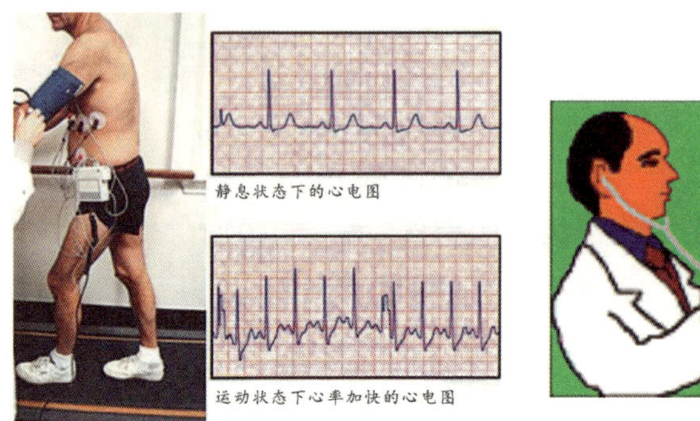

静息状态下的心电图
运动状态下心率加快的心电图

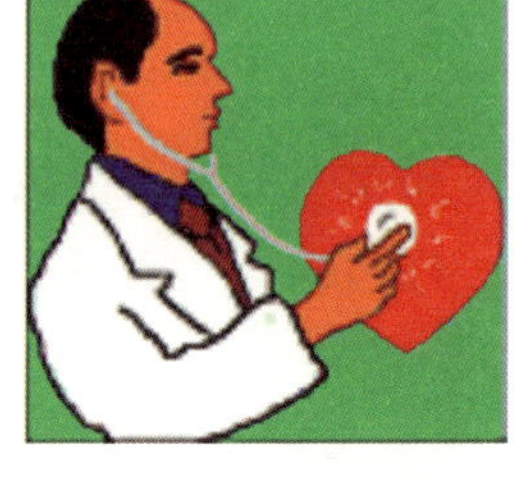

29. 什么是急性冠脉综合征?

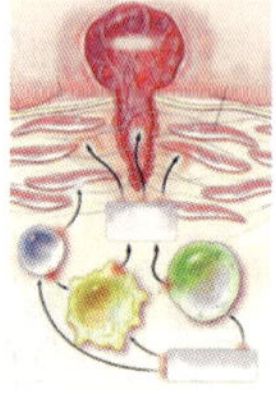

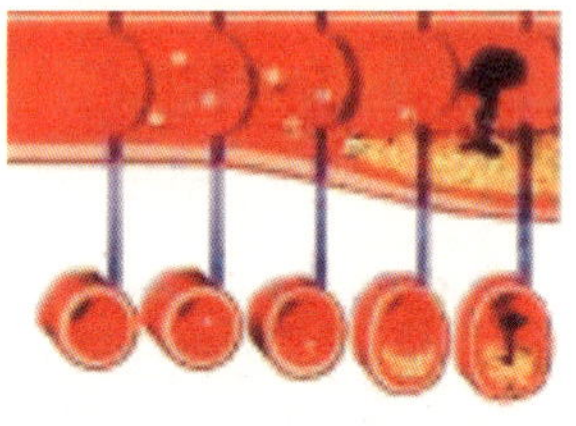

急性冠脉综合征（Acute Coronary Syndrome，ACS），是指冠状动脉内不稳定的动脉粥样斑块破裂或糜烂引起血栓形成所导致的心脏急性缺血综合征，即指急性心肌缺血引起的一组临床症状，主要分为5型：不稳定型心绞痛；非ST段抬高型心肌梗死；ST段抬高型心肌梗死；猝死；与介入有关的并发症：冠状动脉夹层形成、冠状动脉痉挛致管腔闭塞等。

30. 什么是急性心肌梗死?

急性心肌梗死是在冠状动脉病变基础上发生冠状动脉血供急剧减少或中断，使相应的心肌出现严重而持久急性缺血而导致。临床表现有持久的胸骨后疼痛、血清心肌酶增高及心电图动态变化，严重者可导致心力衰竭、心律失常、休克，甚至猝死，属冠心病的严重类型。

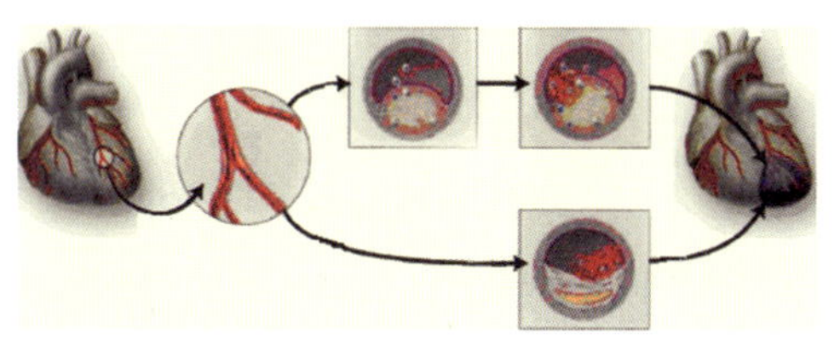

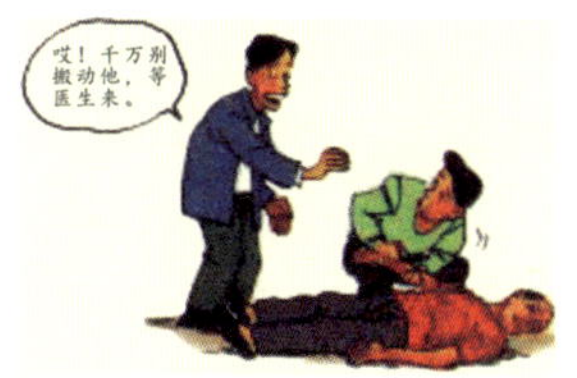

31. 急性心肌梗死如何分类？

（1）按病因分：冠状动脉粥样硬化性心脏病；非冠状动脉粥样硬化性心脏病。

（2）按病程及病变性质分：急性心肌梗死；陈旧性心肌梗死；复发性心肌梗死（再梗死）。

（3）按病变分布部位分：前壁心肌梗死；侧壁心肌梗死；下壁心肌梗死；室间隔心肌梗死；右室心肌梗死等。

（4）按病变范围分：透壁性心肌梗死；非透壁性心肌梗死；心内膜下心肌梗死；灶性心肌梗死。

（5）按心电图表现分：ST 段抬高型心肌梗死；非 ST 段抬高型心肌梗死。

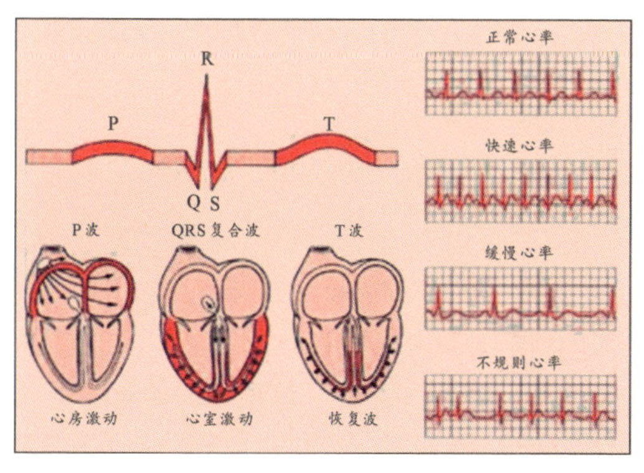

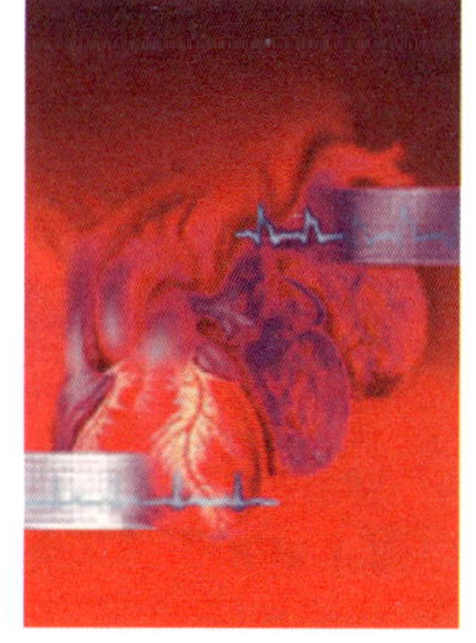

32. 如何鉴别心绞痛与急性心肌梗死？

心绞痛是由于心肌暂时性缺血引起的发作性胸痛或胸部紧闷不适感，以胸骨后为典型部位。心肌梗死是心肌缺血未能及时改善导致的心肌坏死。心肌梗死患者有典型的心电图改变和血清心肌酶增高。

心绞痛特点：（1）心前区收缩样绞痛持续时间不超过 15 分钟；（2）舌下含服硝酸甘油片后绞痛症状迅速缓解。

急性心肌梗死特点：（1）心前区绞痛更剧烈，难以忍受，常伴有烦躁不安；（2）绞痛持续时间超过 15 分钟，有的可达半小时或更长时间；（3）休息后心绞痛症状不减轻；（4）舌下含服硝酸甘油片后绞痛症状不缓解。患者一旦出现心肌梗死表现，应立即送医院诊治抢救，不可延误。

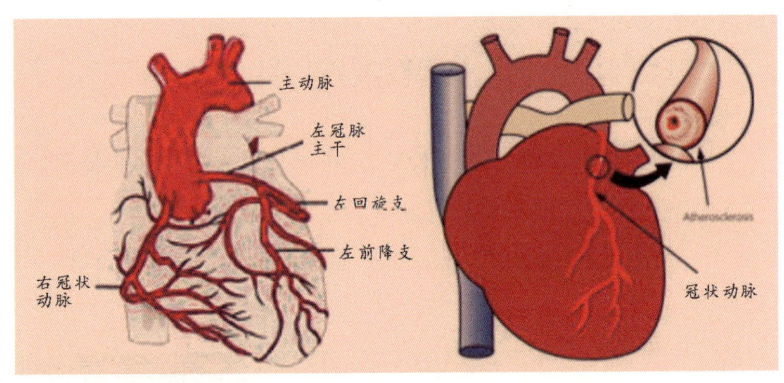

33. 急性心肌梗死应与哪些疾病相区别?

急性心肌梗死除与心绞痛相区别外，还应与下列疾病相区别。

（1）急性心包炎：心前区疼痛持久而剧烈，深吸气时加重，疼痛同时伴有发热和心包摩擦音。心电图除 aVR 外，其余多数导联 ST 段呈弓背向下型抬高，T 波倒置，无 Q 波。

（2）急性肺动脉栓塞：常有突发胸痛、咯血、呼吸困难、发绀和休克，多有骨折、盆腔或前列腺手术或长期卧床史。右心室前负荷急剧增加，P_2 亢进，颈静脉怒张、肝大等。心电图肺性 P 波、电

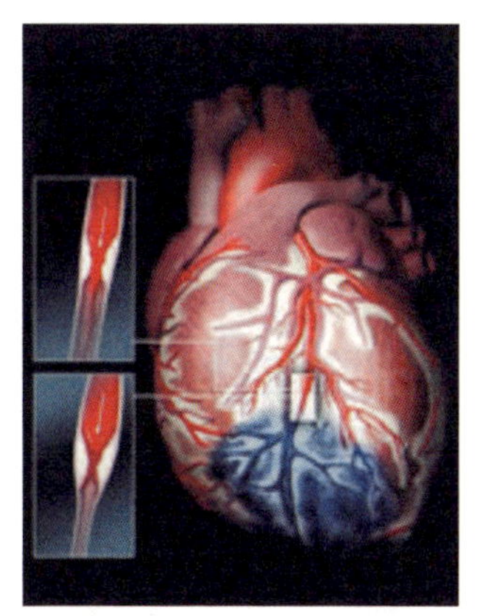

轴右偏，呈 $S_I Q_{III} T_{III}$ 型，即 I 导联出现深 S 波，Ⅲ导联有明显 Q 波（＜0.03s）及 T 波倒置。X 线胸片显示肺梗塞阴影。放射性核素肺灌注扫描可见放射性稀疏或缺失区。

（3）主动脉夹层动脉瘤：前胸出现剧烈撕裂样锐痛，常放射至背、肋、腹部及腰部。在颈动脉、锁骨下动脉起始部可听到杂音，两上肢血压、脉搏不对称。胸部 X 线示纵隔增宽，血管壁增厚。超声心动图和核磁共振显像可见主动脉双重管腔图像。心电图无典型的心肌梗死演变过程。

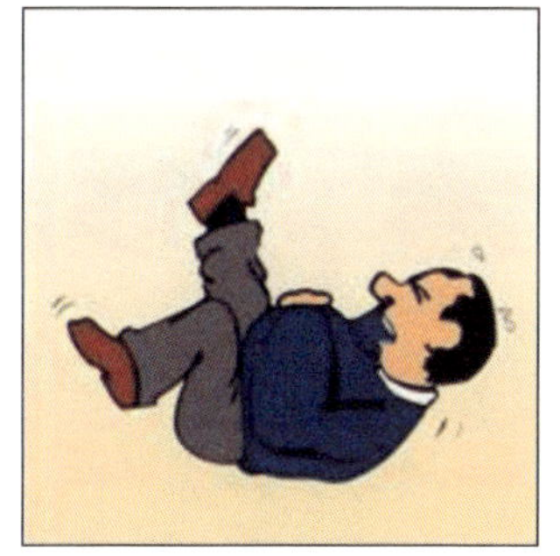

（4）急腹症：急性胰腺炎、消化性溃疡穿孔、急性胆囊炎和胆石症等均有上腹部疼痛，易与以上腹部剧烈疼痛为突出表现的心肌梗死相混淆，但腹部有局部压痛或腹膜刺激征。无心肌酶及心电图特征性变化。

34. 急性心肌梗死的诱发因素有哪些?

体力活动、饱餐、饮酒、用力大便、各种感染、手术创伤、出血、腹泻、寒冷、各种原因的缺氧、低血糖、吸毒，等等。

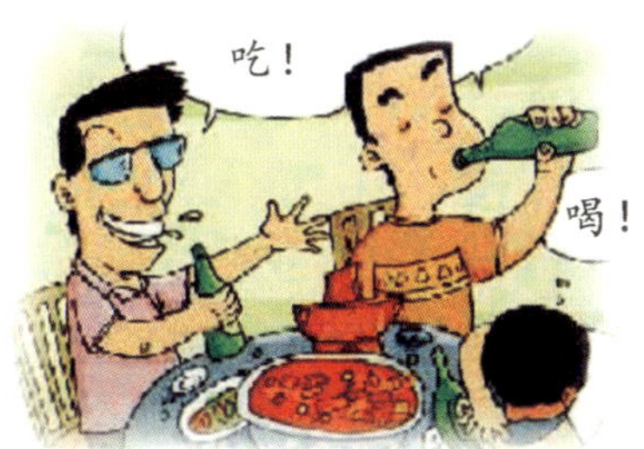

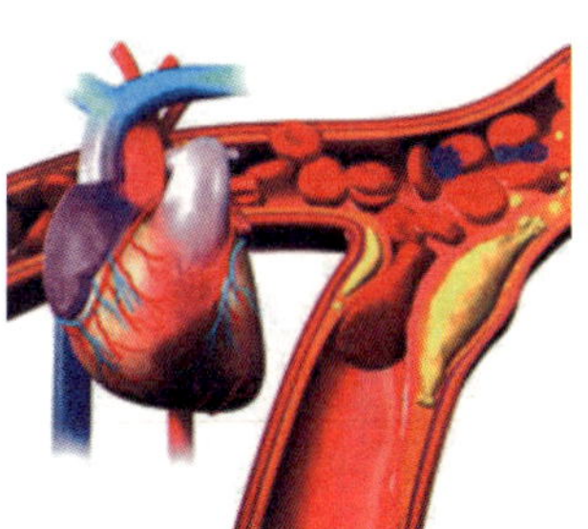

35. 急性心肌梗死的发病先兆有哪些?

（1）新发生心绞痛，或原有的心绞痛突然发作频繁或程度加重。

（2）部分病人出现上腹痛、恶心、呕吐或表现胸闷憋气、心慌、头晕，但不出现胸痛。

（3）感觉疲乏无力，休息后也不能恢复。

（4）出现先兆症状前有明显诱因：运动过多、体力负荷过重、情绪激动、精神紧张、气候变化（如大风、降温、阴雨天气）等。

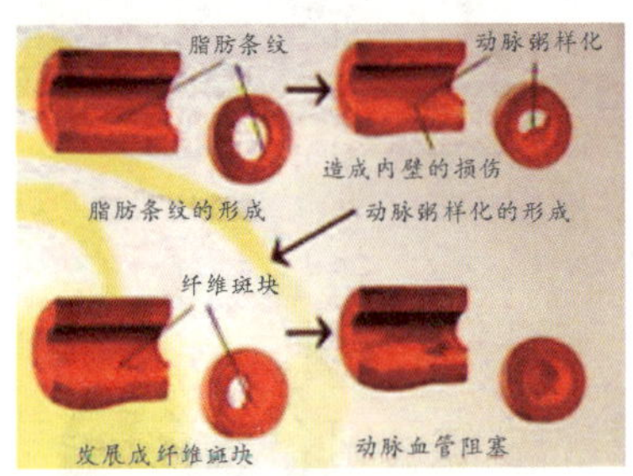

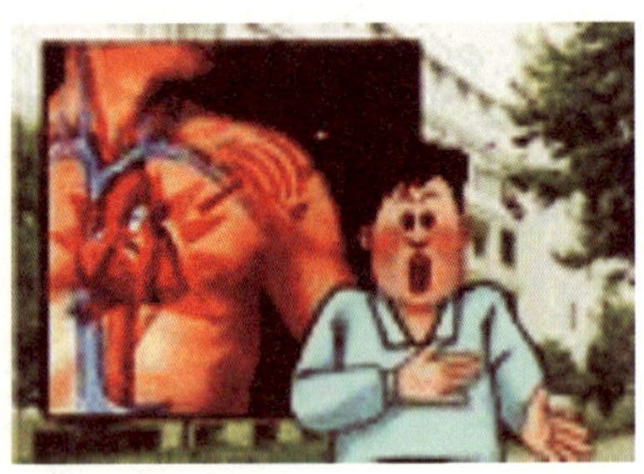

36. 急性心肌梗死典型临床表现有哪些?

（1）心绞痛：典型心绞痛，通常在胸骨后或左胸部，可向左上臂、颈部、背部或肩部放射，疼痛常持续20分钟以上，通常呈剧烈的压榨性疼痛或紧迫、烧灼感，常伴有呼吸困难、出汗、恶心、呕吐或眩晕等。

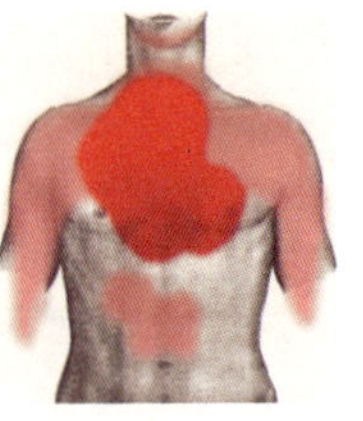

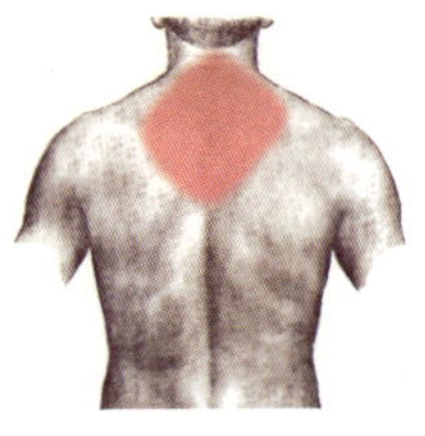

（2）全身症状：发热（37.5～38.5℃）、心动过速、白细胞增高及血沉增快等，系由坏死物质吸收所致。

（3）胃肠道症状：可出现恶心、呕吐、腹痛和呃逆等，是由迷走神经张力增高和心排血量降低所致。

（4）心律失常：以窦性心动过速及室性心律失常多见，其次是房室传导阻滞和束支传导阻滞，也可出现房颤和显著窦性心动过缓等。心律失常是心肌梗死急性期死亡的主要原因之一。

（5）休克：收缩压＜10.6kPa（80mmHg），面色苍白，焦虑不安，大汗淋漓，皮肤湿冷，尿少，脉搏细速等。

（6）心力衰竭：发生率为32%～48%，主要为急性左心功能不全。

（7）体征：心率多较快，也可减慢；S_1减弱，奔马律；10%～20%的患者在心肌梗死后2～3日内出现心包摩擦音；心尖区粗糙的收缩期杂音或收缩中/晚期喀喇音，为二尖瓣乳头肌功能失调或断裂所致。

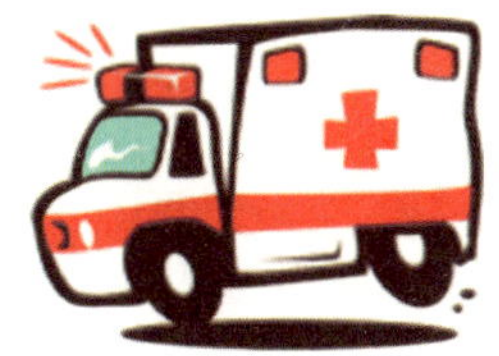

37. 急性心肌梗死不典型临床表现有哪些？

（1）不典型症状：无疼痛症状或疼痛不剧烈的急性心肌梗死约占所有心肌梗死患者20%，一般多见于老年人或糖尿病患者；有些患者以心律失常、心力衰竭、休克或猝死为首发表现。

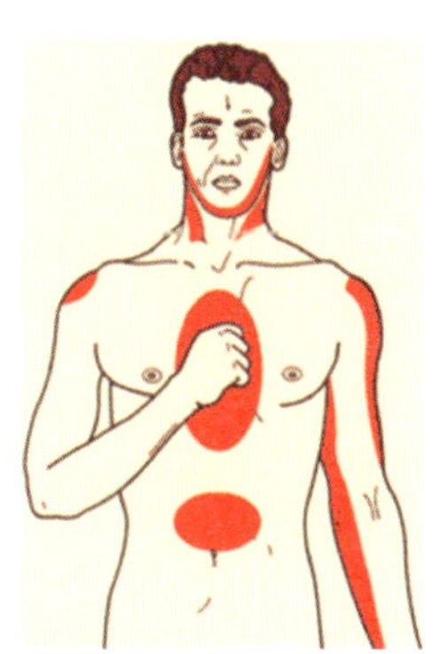

（2）疼痛部位不典型：包括突发性头痛，放射性咽痛、牙痛、下颌痛，放射性腋下、左肩、左前臂痛，突发性下肢痛，放射性颈部和耳垂痛，放射性上腹痛。

38. 青年人急性心肌梗死有哪些特征？

（1）青年人急性心肌梗死发生时，其冠脉造影可显示冠状动脉正常，尸检也不能发现明显的冠状动脉粥样硬化，可能与突发因素引起冠状动脉痉挛有关。

（2）青年人发生急性心肌梗死几乎都为突发性，常无先兆和既往心绞痛病史。

（3）吸烟为主要危险因素，其他危险因素包括高脂血症、高血压、家族遗传、劳累过度、精神紧张、酗酒、情绪波动大、暴饮暴食、性生活频繁、饱餐后冷浴、失眠等。

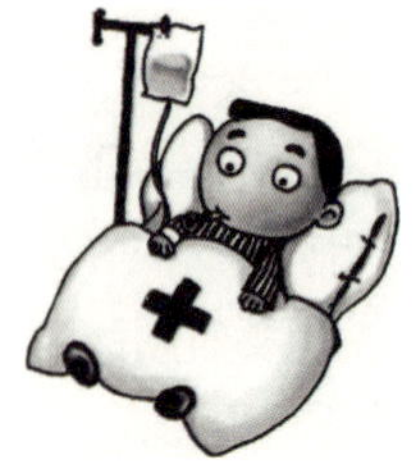

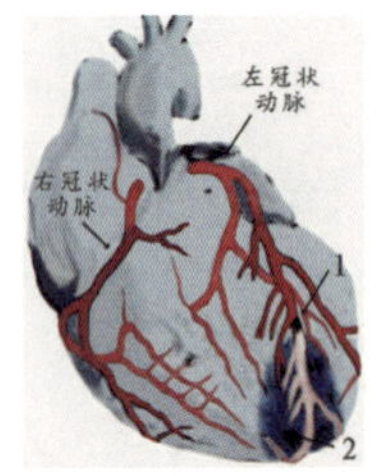

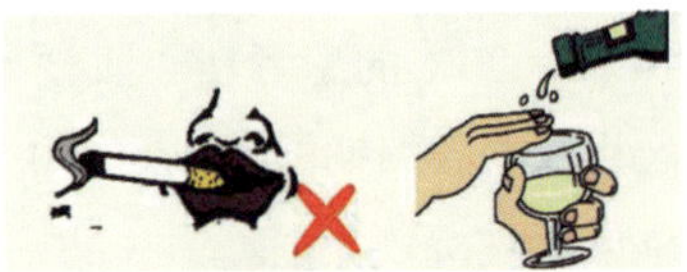

39. 老年人心肌梗死的特点有哪些？

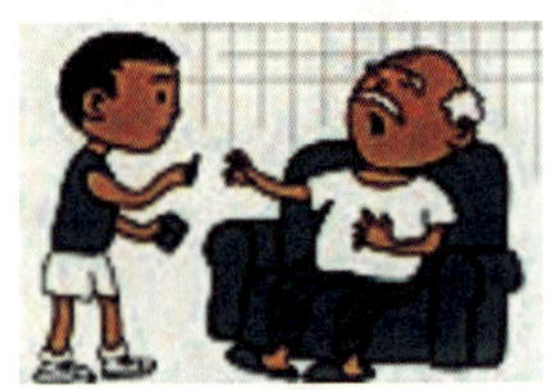

（1）无痛性心肌梗死多见。

（2）症状不典型多见。

（3）心肌梗死的并发症和合并症多见。

40. 急性心肌梗死的并发症有哪些？

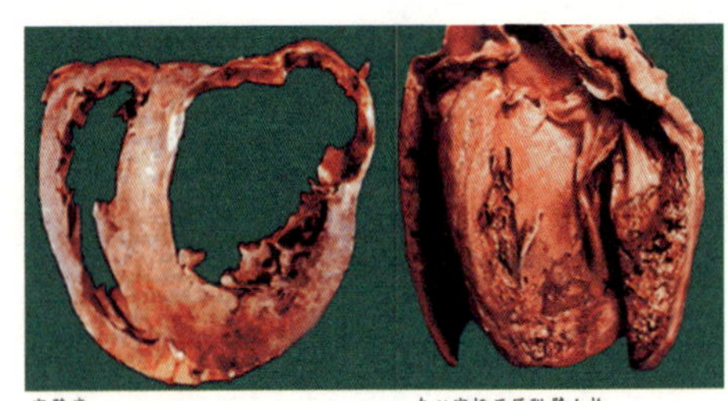

室壁瘤
MI后左心室后壁变薄并向外膨出室壁瘤形成

左心室梗死区附壁血栓

（1）乳头肌功能失调或断裂。

（2）心脏破裂。

（3）室壁瘤。

（4）栓塞。

（5）心肌梗死后遗症（Dressler 综合征）。

41. 心电图检查在急性心肌梗死诊断中的价值如何？

到目前为止，常规心电图仍是急性心肌梗死诊断和动态观察的常用方法。心电图不仅能对临床表现典型的心肌梗死患者作出准确诊断，而且有助于早期确诊有不典型临床表现的心肌梗死。约 80% 的急性心肌梗死患者有特征性的心电图改变。心电图可以反映心肌梗死的部位、范围、分期、非梗死区供血情况及心律失常等，对心肌梗死的诊断、治疗和预后判断均有较大价值。

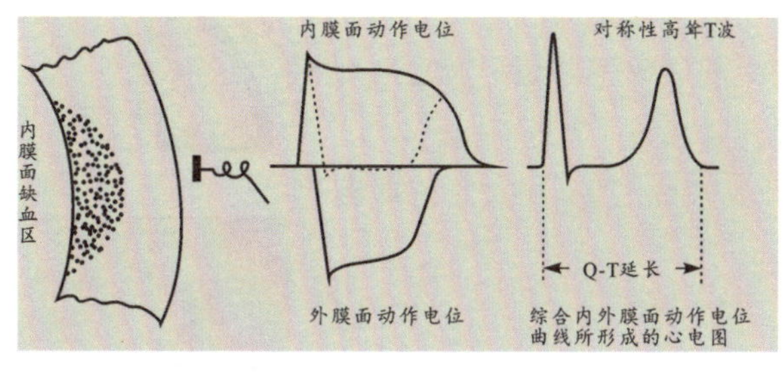

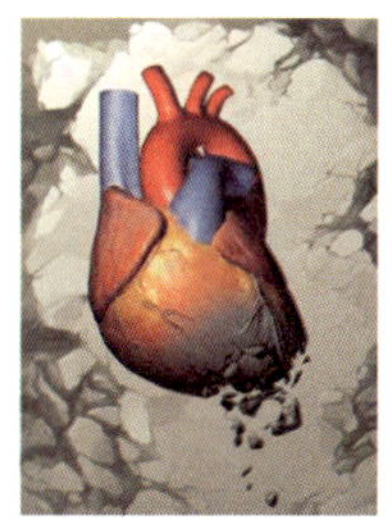

42. 急性心肌梗死的心电图有何特征?

（1）ST 段抬高性急性心肌梗死者其心电图表现特点为：

①在面向坏死区周围的导联上 ST 段呈弓背向上型抬高；

②梗死部位宽而深的 Q 波（病理性 Q 波）；

③在梗死周围心肌缺血区的导联上出现对称性 T 波倒置。

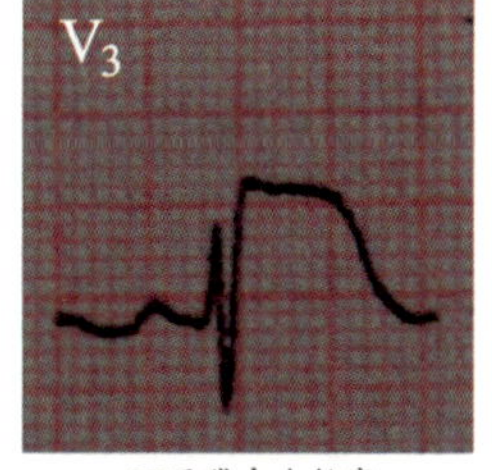

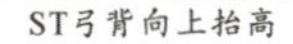
ST弓背向上抬高

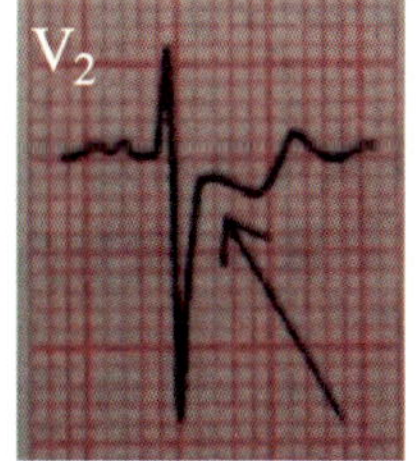

ST压低

（2）非 ST 段抬高性心肌梗死者心电图表现特点为：

①无病理性 Q 波，有普遍性缺血型 ST 段压低（＞ 0.1mV），但 aVR 导联 ST 段抬高，或有对称性 T 波倒置；

②无 Q 波及 ST 段变化，仅有倒置的 T 波改变。

43. 急性心肌梗死发生后心电图如何演变?

（1）ST 段抬高性心肌梗死：

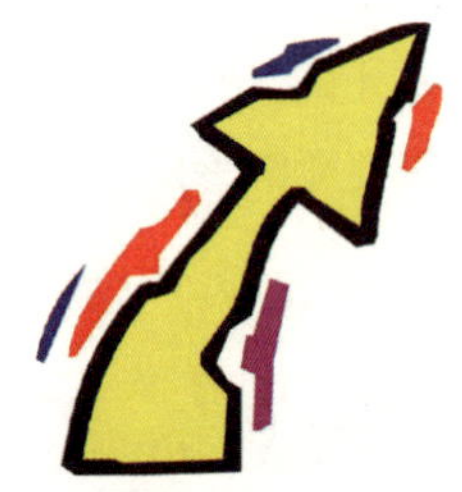

①起病数小时内，仅出现异常高大、两肢不对称的 T 波，为超急期；

②数小时后，ST 段明显抬高呈弓背向上，与直立的 T 波连接，形成单相曲线，随之出现病理性 Q 波，同时 R 波减低，为急性期；

③ ST 段逐渐回到基线水平，T 波平坦或倒置，为亚急性期；

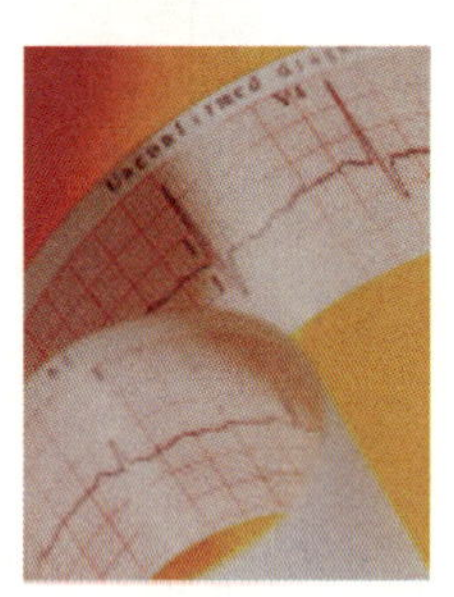

④ T 波倒置，两肢对称，波谷尖锐，称“冠状 T 波”，由浅变深，以后逐渐变浅，为慢性期。

（2）非 ST 段抬高性心肌梗死：

①先是 ST 段普遍性缺血型压低，继而 T 波倒置加深呈对称性，但始终不出现 Q 波，ST 段改变持续存在 1 ~ 2 日以上；

②仅有 T 波改变的非 ST 段抬高性心肌梗死患者，T 波在 1 ~ 6 月内恢复。

44. 急性心肌梗死如何定位判断?

冠状动脉狭窄与心肌梗死部位的关系

冠状动脉狭窄部位	心肌梗死部位	累及区域
左冠状动脉主干	广泛前壁	前室间隔、心尖和侧壁
左前降支	前壁	室间隔、左室前壁
左回旋支	左室侧壁	后壁、左室侧壁
右冠后降支	下壁和后壁	后室间隔、下壁和后壁

梗死部位、心电图与冠状动脉狭窄的关系

梗死部位	心电图	受累冠状动脉
前间隔	V_1、V_2、V_3	左主干或前降支
局限前壁	V_3、V_4、V_5	左前降支
广泛前壁	V_1 ~ V_5	左主干或前降支＋回旋支
前侧壁	V_5 ~ V_7、Ⅰ、aVL	左主干或回旋支
高侧壁	Ⅰ、aVL	钝缘支或前降支的对角支
下侧壁	Ⅱ、Ⅲ、aVF、V_6 ~ V_7	前降支或回旋支
正后壁	V_7 ~ V_9	右冠状动脉
下壁	Ⅱ、Ⅲ、aVF	右冠后降支或左冠回旋支
室间隔	V_1、aVR	前降支或右冠后降支
右室	V_3R ~ V_6R	右冠状动脉

45. 心肌梗死时心电图正常是怎么回事？

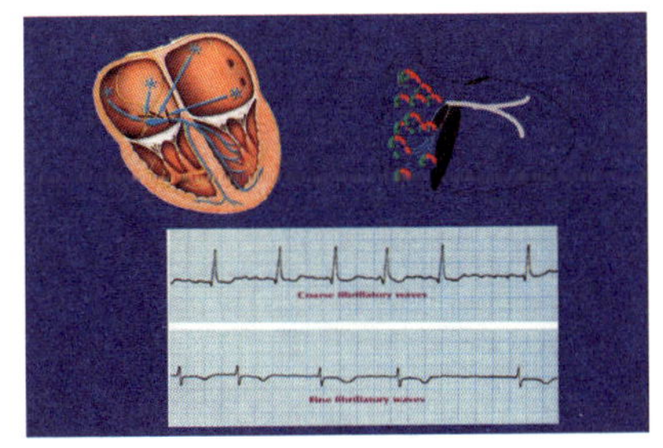

心肌梗死合并左束支传导阻滞时、发生正后壁心肌梗死时、合并束支阻滞时、多发性心肌梗死、心内膜下心肌梗死、小灶心肌梗死、乳头肌梗死的心电图表现可不典型，心电图正常时不能排除心肌梗死。

46. 急性心肌梗死血清酶学变化特征有哪些？

（1）肌红蛋白是心肌梗死早期诊断的良好指标。起病 2 小时内升高，12 小时达高峰，24 ～ 48 小时恢复正常。

（2）肌钙蛋白 I（cTnI）或肌钙蛋白 T（cTnT）是具有心脏特异性的标记物，在发病 3 ～ 4 小时即可升高，11 ～ 24 小时达高峰，7 ～ 10

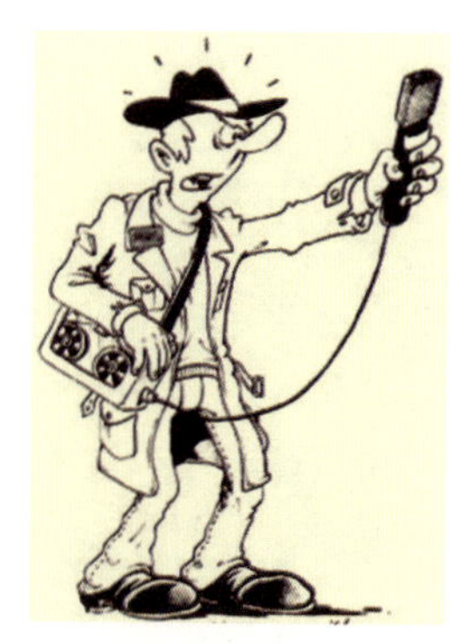

天恢复正常，对心梗的早期诊断和发病后较晚就诊的病人均有意义。

（3）肌酸激酶的同工酶（CK–MB）诊断的特异性较高，在起病后4小时内增高，16～24小时达高峰，3～4日恢复正常，其增高的程度能较准确地反映梗死的范围，高峰出现时间是否提前有助于判断溶栓治疗是否成功。

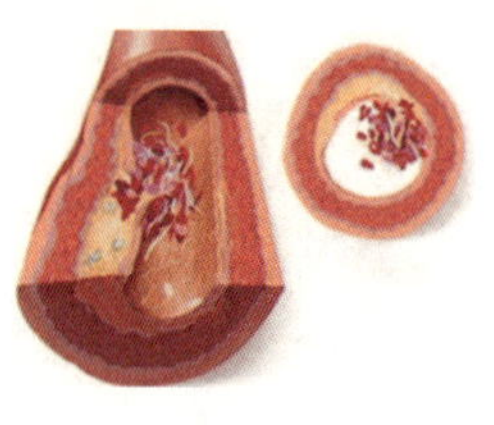

（4）肌酸磷酸激酶（CK）在起病6小时内升高，24小时达高峰，3～4日恢复正常。

（5）天门冬酸氨基转移酶（AST）在起病6～12小时后升高，24～48小时达高峰，3～6日降至正常。

（6）乳酸脱氢酶（LDH）敏感性稍差，在起病8～10小时后升高，达到高峰时间在2～3日，持续1～2周才恢复正常。

肌红蛋白出现最早，敏感性强，特异性差；肌钙蛋白随后出现，特异性强，持续时间长；CK–MB敏感性弱于肌钙蛋白，对早期诊断有重要价值。

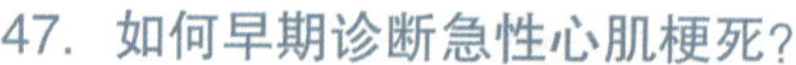

47. 如何早期诊断急性心肌梗死?

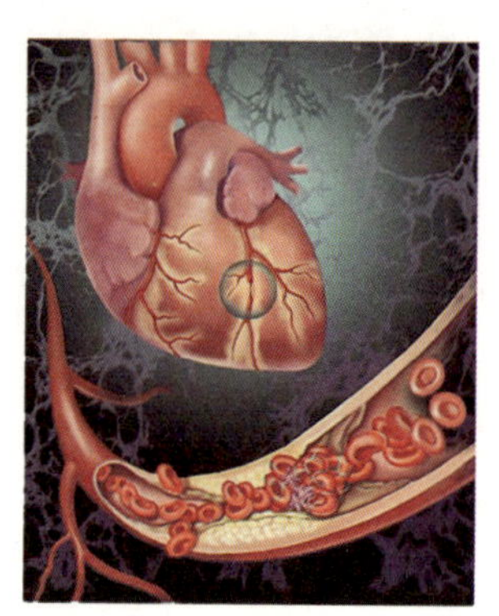

符合以下3条中任意2条：（1）典型心绞痛持续30分钟以上；（2）心电图出现心肌梗死特征性表现及演变过程，超急性期为T波对称性高耸，急性期为ST段弓背向上抬高，T波开始倒置；（3）血清酶学升高，达正常2倍以上或肌钙蛋白阳性。

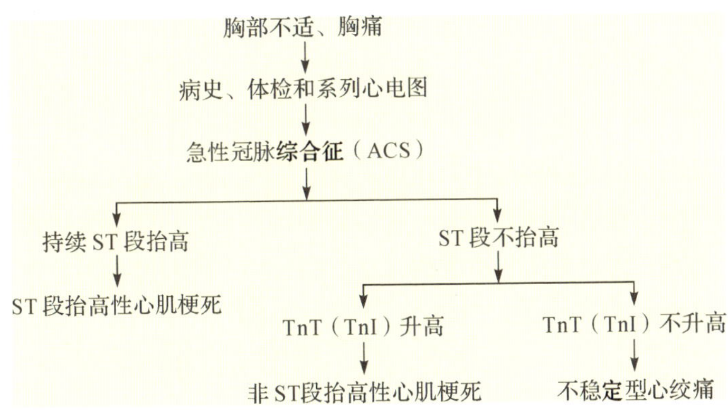

48. 如何评估急性心肌梗死患者的危险性?

患者病死率随 ST 段抬高的心电图导联数的增加而增高。如患者伴有下列任何一项，包括女性、高龄（＞70 岁）、既往梗死史、心房颤动、前壁心肌梗死、肺部啰音、低血压、窦性心动过速、糖尿病，则属于高危患者。非 ST 段抬高的急性冠状动脉综合征反映了从慢性稳定型心绞痛到 ST 段抬高性急性心肌梗死（AMI）的一个连续病理过程。血清心肌标记物对评估危险性可提供有价值的信息，血清心肌标记物浓度与心肌损害范围呈正相关。肌钙蛋白水平越高，预测的危险性越大。依 CK 峰值和 cTnI、cTnT 浓度可粗略估计梗死面积和患者预后。

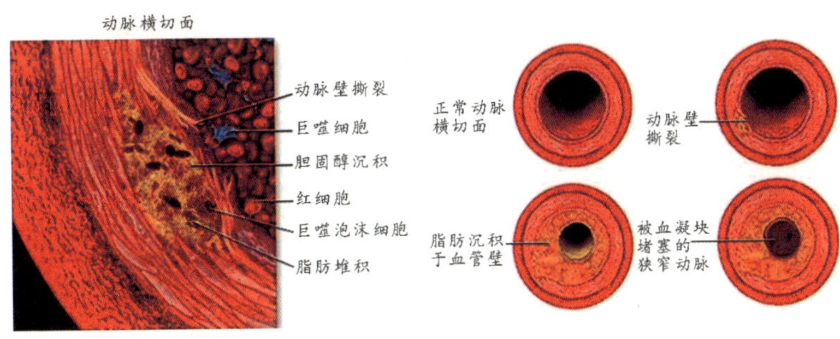

49. 如何对急性心肌梗死患者进行院前急救?

因急性心肌梗死而死亡的患者中约 50% 在发病后 1 小时内于院外猝死，死因主要是可救治的致命性心律失常。显然，急性心梗患者从发病至治疗存在时间延误。因此，急性心梗院前急救的基本任务是帮助急性心梗患者安全、迅速地转运到医院，以便尽早开始再灌注治疗；重点是缩短患者就诊延误的时间和院前检查、处理、转运所需的时间。

心绞痛的自救方法

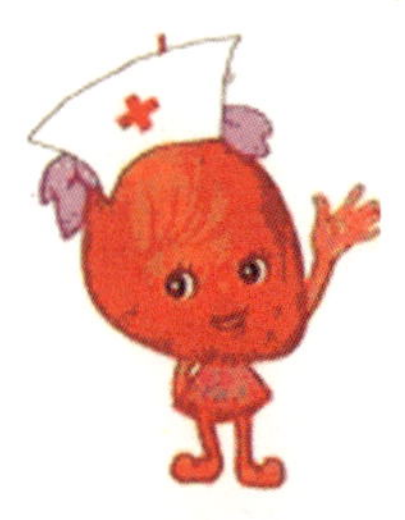

一旦发病立即采取以下急救措施：

（1）停止任何主动活动和运动。

（2）立即舌下含服硝酸甘油 1 片（0.5mg），每 5 分钟可重复使用。

若含服硝酸甘油 3 片仍无效，则应拨打急救电话，最好直接送至有条件进行冠状动脉血管重建术的医院。

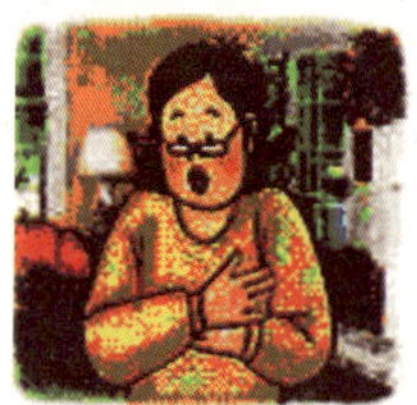

立即停止一切活动

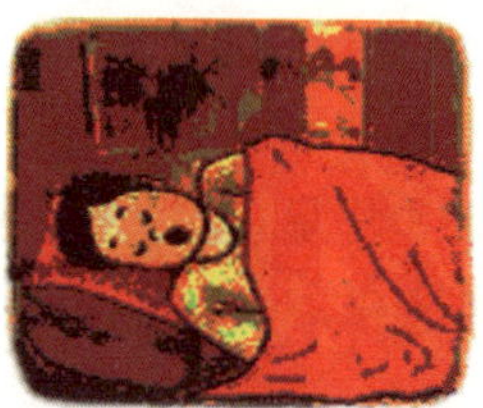

半卧位休息

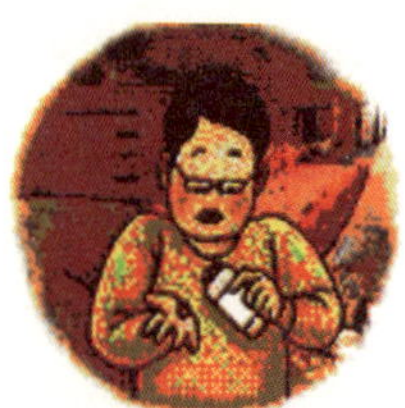

含服硝酸甘油 1~2片

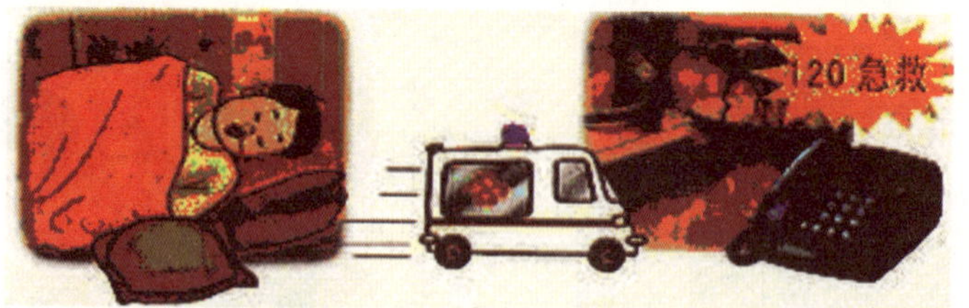

家中有氧气设备的立即吸氧

立即拨打“120”请求急救

50. 院内如何对急性心肌梗死患者进行紧急处理？

对疑诊急性心梗的患者，应争取在 10 分钟内完成临床检查，描记 18 导联心电图并进行分析。对有适应证的患者，在就诊后 30 分钟内开始溶栓治疗或 90 分钟内开始直接急诊经皮冠状动脉介入治疗（PCI）。缺血性胸痛患者心电图 ST 段抬高对诊断急性心梗的特异性为 91%，敏感性为 46%。患者初始的 18 导联心电图可用以确定即刻处理方案。

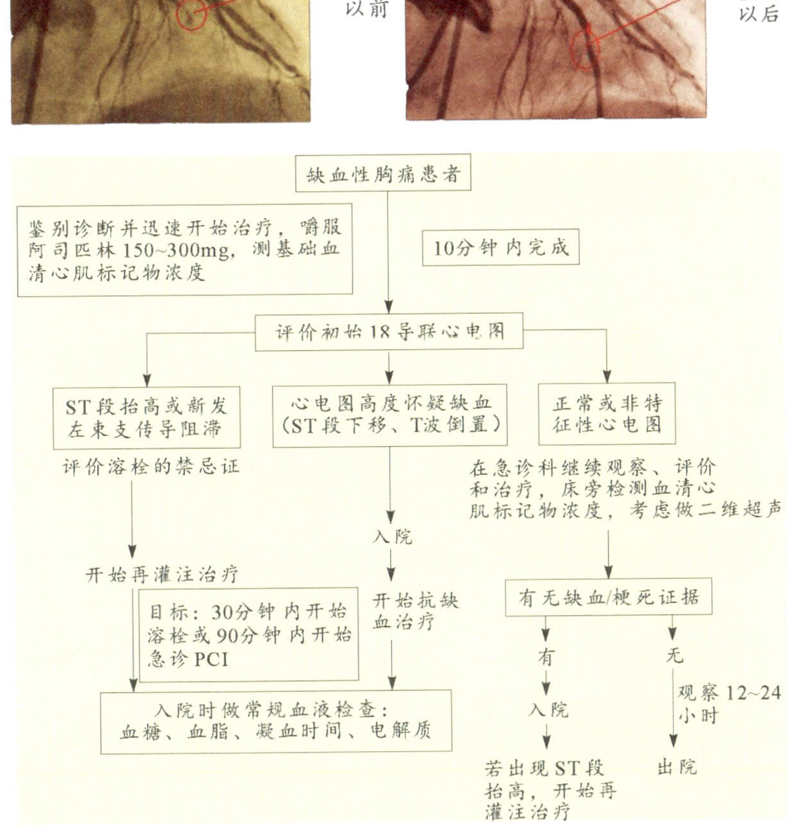

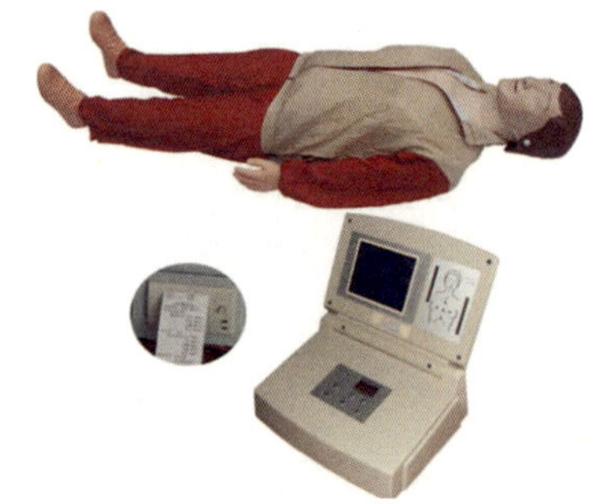

对ST段抬高或新发左束支传导阻滞的患者应迅速评价溶栓禁忌证，开始抗缺血治疗，并尽快开始再灌注治疗（30分钟内开始溶栓或90分钟内开始球囊扩张）。入院时做常规血液检查，包括血脂、血糖、凝血时间和电解质等。

对非ST段抬高，但心电图高度怀疑缺血（ST段下移、T波倒置）或有左束支传导阻滞，临床病史高度提示心肌缺血的患者，应入院进行抗缺血治疗，并做心肌标记物及常规血液检查。

治疗篇

51. 心绞痛的治疗原则是什么?

心绞痛总的治疗原则是改善冠脉供血，减少心肌耗氧量，控制和消除易患因素，尽可能逆转或抑制动脉粥样硬化的进展。

（1）稳定型心绞痛的治疗原则：

①一般治疗：包括危险因素的控制，如高血压、糖尿病、吸烟、高脂血症等。避免过度劳累，应劳逸结合，规律生活。

②药物治疗：包括硝酸酯类、β 受体阻滞剂、钙拮抗剂和阿司匹林等。

③介入治疗或外科搭桥术：对内科疗效不满意、日常生活明显受限、心绞痛反复发作者，应根据冠脉造影结果选择介入治疗或行外科搭桥手术。

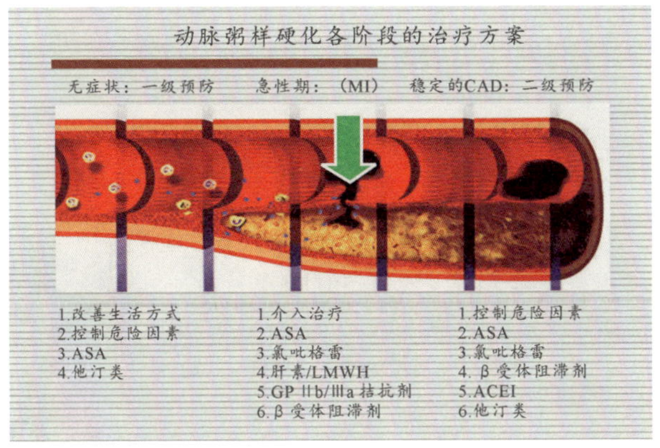

（2）不稳定型心绞痛的治疗原则：

①应住院观察，向病人解释病情，消除紧张情绪，可适当使用镇静剂，必要时可吸氧，消除心绞痛发作的诱因，如高血压等，每日进行心电图检查和心肌酶学检查，及早发现心肌梗死。

②药物治疗：包括硝酸酯类、β 受体阻滞剂、钙拮抗剂和阿司匹林、抗凝治疗（肝素或低分子肝素等）等。

③介入治疗或外科搭桥术。

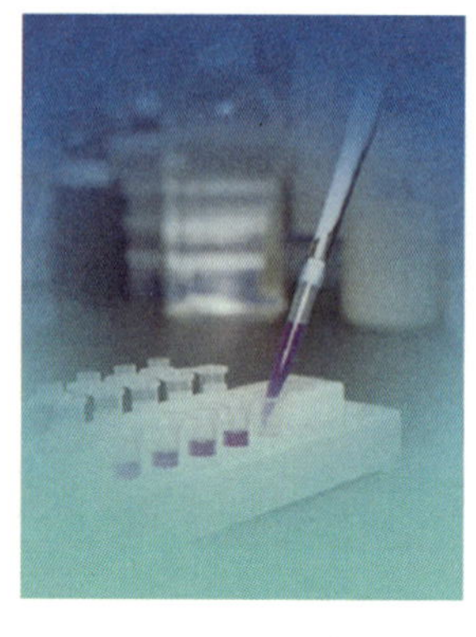

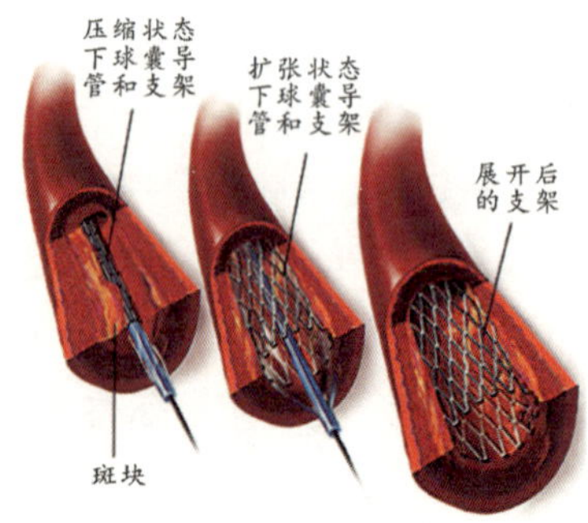
压缩状态下球囊导管和支架
扩张状态下球囊导管和支架
展开后的支架
斑块

52. 急性心肌梗死的治疗原则是什么?

心梗是冠心病中最严重的类型，若治疗不及时或治疗不当都可造成严重危害，甚至死亡。对心梗治疗的总原则是及早发现、尽早住院，积极做好住院前的急诊处理。

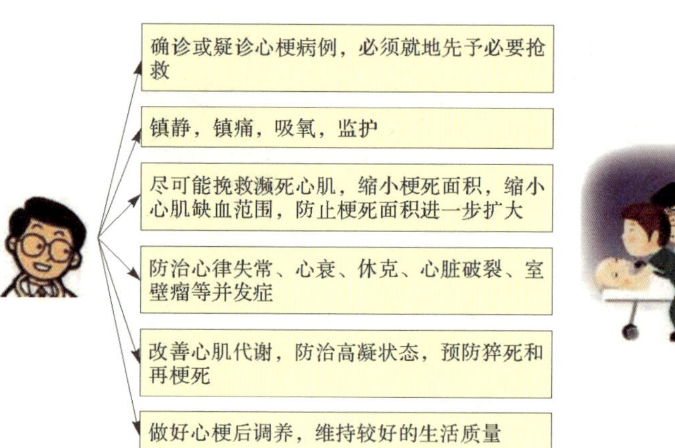
确诊或疑诊心梗病例，必须就地先予必要抢救
镇静，镇痛，吸氧，监护
尽可能挽救濒死心肌，缩小梗死面积，缩小心肌缺血范围，防止梗死面积进一步扩大
防治心律失常、心衰、休克、心脏破裂、室壁瘤等并发症
改善心肌代谢，防治高凝状态，预防猝死和再梗死
做好心梗后调养，维持较好的生活质量

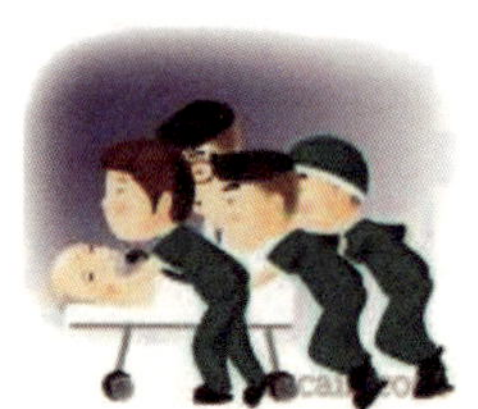

53. 治疗冠心病的常用药物有哪几类?

治疗冠心病的药物很多，常用的主要有：

（1）硝酸酯类药物：主要包括硝酸甘油、硝酸异山梨酯片（消心痛）、硝酸异山梨酯缓释片（长效消心痛）、5-单硝酸异山梨酯片、

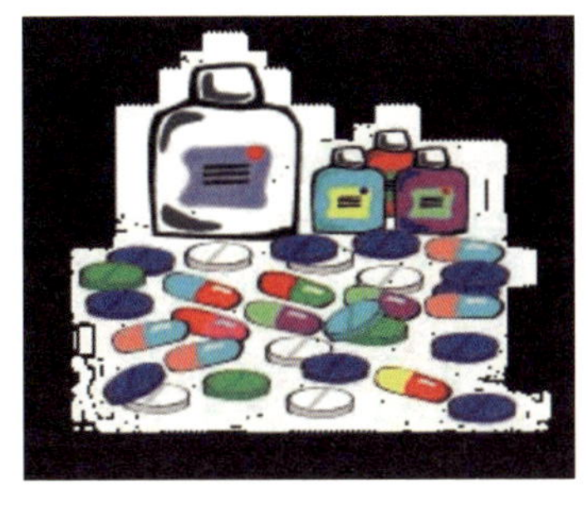

5-单硝酸异山梨酯缓释片(异姆多),长效硝酸甘油制剂等，目前主张用长效制剂。

（2）钙拮抗剂：包括硝苯地平片（心痛定）、合心爽片、维拉帕米片（异搏定）、氨氯地平片（络活喜）等。

（3）β 受体阻滞剂：包括普萘洛尔片（心得安）、美托洛尔片（倍他乐克）、美托洛尔缓释片、阿替洛尔片等。

（4）血管紧张素转换酶抑制剂（ACEI）：包括卡托普利片（开博通）、贝那普利片（洛汀新）、赖诺普利片、依那普利片、雷米普利片等。

（5）血管紧张素Ⅱ受体阻滞剂：常用的有氯沙坦片（科素亚）、缬沙坦胶囊（代文）、厄贝沙坦片（安博维）等。

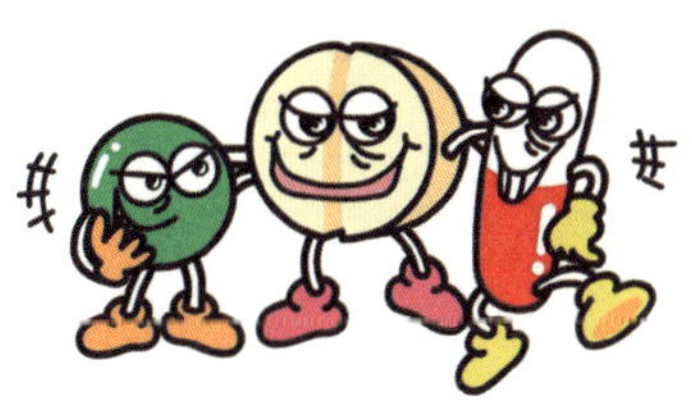

（6）抗血小板药：包括阿司匹林肠溶片、氯吡格雷片(波立维)等。

（7）抗凝药：肝素针、低分子肝素针、华法令片。

（8）调整血脂药物：有非诺贝特片、吉非罗齐、阿托伐他汀片、普伐他汀、辛伐他汀等。

（9）中成药：有麝香保心丸、复方（冠心）丹参滴丸、通心络、苏合香丸等。

54. 抗血小板药物主要有哪几种？作用机制是什么？

冠心病治疗中抗血小板的药物主要有阿司匹林肠溶片、氯吡格雷片（波立维）、血小板 GPⅡb/Ⅲa 受体拮抗剂（阿昔单抗、替罗非班）等。作用机理分别为：

（1）阿司匹林肠溶片

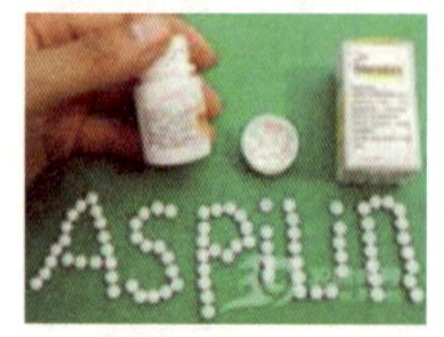

作用机制：
血小板环氧化酶抑制剂，不可逆地抑制环氧化酶，阻止花生四烯酸转化为血栓素 A_2，可抑制血小板的聚集。

（2）氯吡格雷片

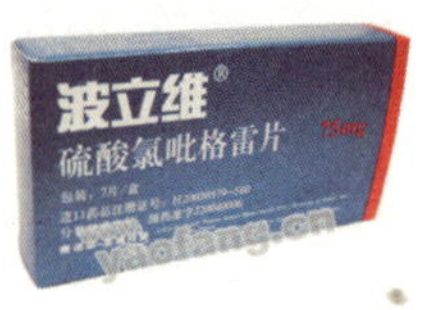

作用机制：
通过抑制血小板 ADP 受体而有效地减少血小板的激活和聚集。为较强的血小板聚集抑制剂。

（3）血小板 GPⅡb/Ⅲa 受体拮抗剂（替罗非班、阿昔单抗）

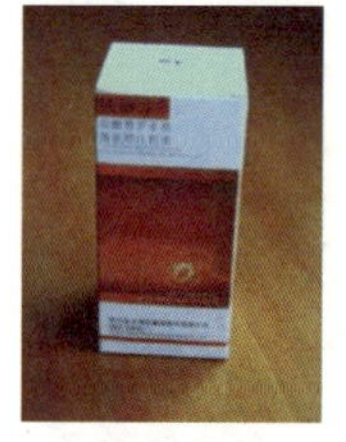

作用机制：
是血小板膜糖蛋白Ⅱb/Ⅲa 受体抑制剂，可阻断各种途径引起的血小板聚集反应。是目前最强的抗血小板聚集的药物。常用于急性冠脉综合征及血管成形术中。

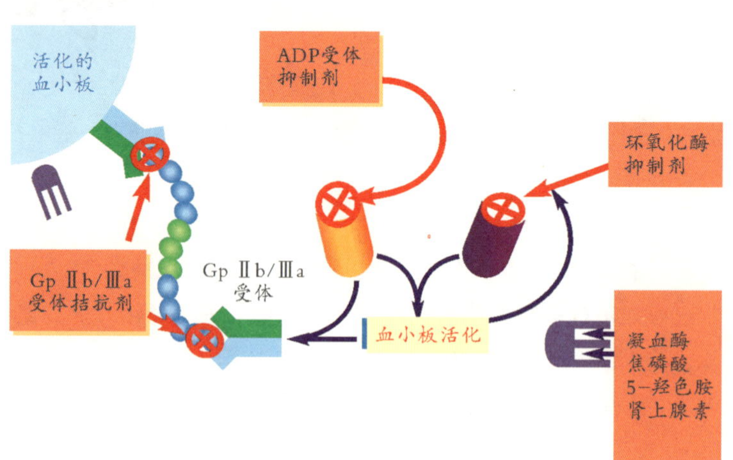

55. 抗血小板药物应如何使用？需注意哪些问题？

阿司匹林肠溶片的常用剂量为每天 75 ～ 165mg 口服，急性心肌梗死推荐首剂 300mg 嚼服，促进口腔黏膜吸收。晨 7 时至 8 时或晚餐后服用较佳。

小贴士：

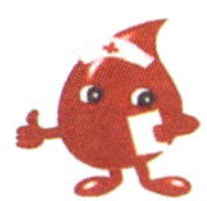

阿司匹林对胃黏膜有刺激作用，可引起胃炎或胃出血。所以最好不要空腹服用，服用时要注意粪便颜色，如有发黑，要及时查大便隐血。消化性溃疡活动期禁用。此外，服用阿司匹林还可出现过敏性皮疹、哮喘等不良反应。阿司匹林与制酸剂合用，可减少胃肠道刺激。

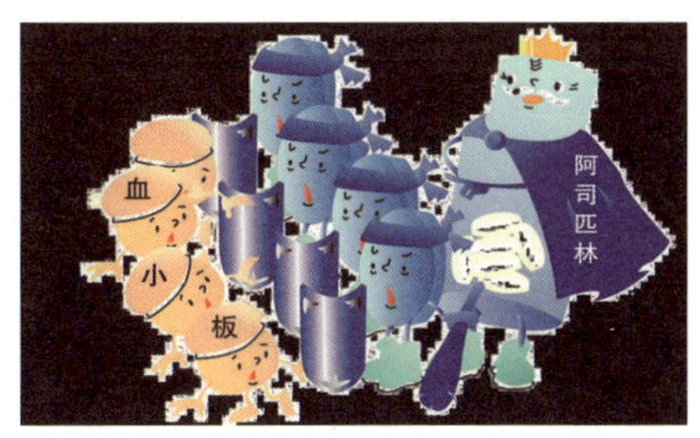

氯吡格雷片（波立维）的常用剂量为 75mg 每天 1 次口服。泰嘉（国产氯吡格雷）的常用剂量为 50mg 每天一次口服。需要快速起效时可服 300 ～ 600mg 负荷剂量。对于稳定型心绞痛患者，通常无须和阿司匹林片联合应用。

小贴士：

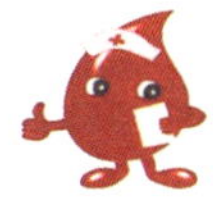

主要副作用为皮疹、白细胞减少、胃肠道不适等。服药前后应行血常规检查。

血小板 GPⅡb/Ⅲa 受体拮抗剂目前尚无口服剂型，常用药物：单克隆抗体阿昔单抗针剂；非肽类抑制剂替罗非班针剂（国内制剂为欣维宁针），通常根据病人体重计算静脉推注剂量和滴注速率。

小贴士：

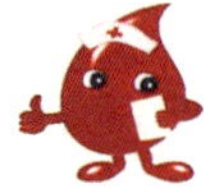

主要适用于急性冠脉综合征病人进行冠脉血管成形术或冠脉内斑块切除术，以预防与经治冠脉突然闭塞有关的心脏缺血并发症。

56. 冠心病患者常用抗凝药有哪些？有何特点？

常用抗凝药有以下两种：

（1）肝素针

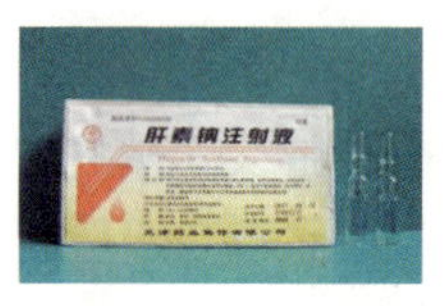

→

增强抗凝血酶Ⅲ的活性，抑制血栓形成；抑制凝血酶对凝血因子Ⅴ和Ⅷ因子的活化。肝素化 125u/kg 静推，后以 600 ～ 1000u/ 小时维持，心导管术中预防性用药 3000 ～ 5000u 静推，后每延长 1 小时，补充肝素 1000u。

特点：

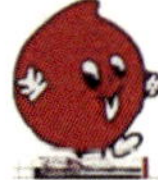

用肝素时必须检测血小板及凝血活酶时间（KPTT），要求 KPTT 为正常的 1.5 ～ 2 倍。

（2）低分子肝素针

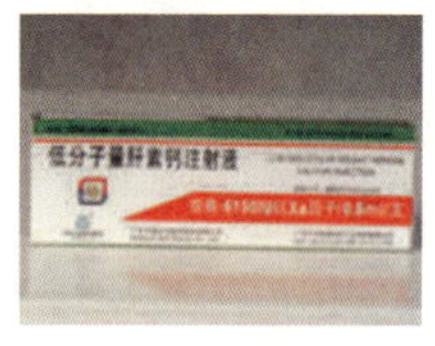

→

是普通肝素酶解的产物，平均分子量 4000 ～ 6500。主要是抑制Ⅹ因子活性，常用剂量需根据患者体重计算，每天 1 ～ 2 次，一般用 6 ± 2 天。

特点：

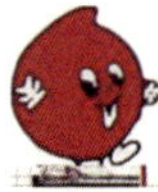

抗凝作用较肝素弱，抗血栓形成作用较肝素强，作用时间长，每日只需 1 ～ 2 次，对血小板影响小，不需监测 KPTT 和血小板，临床常规治疗剂量皮下注射，较安全。

（3）华法令

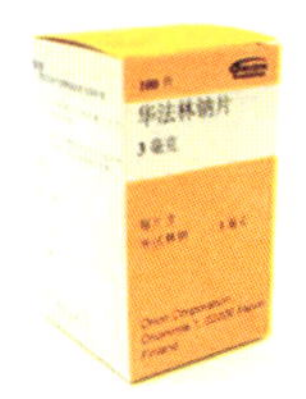

阻碍维生素K代谢而致其缺乏，从而使凝血因子Ⅱ、Ⅶ、Ⅸ、Ⅹ的合成减少。首剂6～10mg，维持剂量2.5～7.5mg，或小剂量预防用药1.5mg，每天1次，根据凝血酶原时间（PT）调整剂量。

特点：

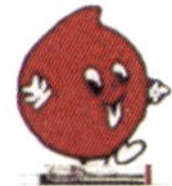

服用华法令者服药前和服药后定期复查PT和国际标准化比值（INR），要求INR为2～3。需注意药物之间的相互作用，如西米替丁、抗生素、抗血小板药物、肝素等可增加华法令作用；止酸剂、利尿剂、VitK可降低华法令作用。

57. 使用抗血小板及抗凝药物时出现哪些情况应与医生联系？

当患者在服用抗血小板或抗凝药物时，出现以下情况，应及时与医生联系：

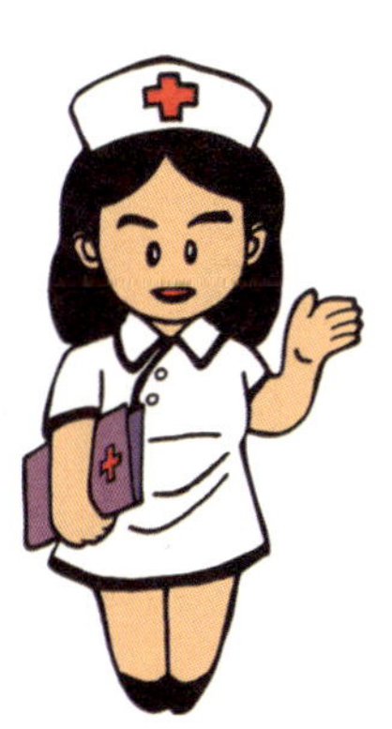

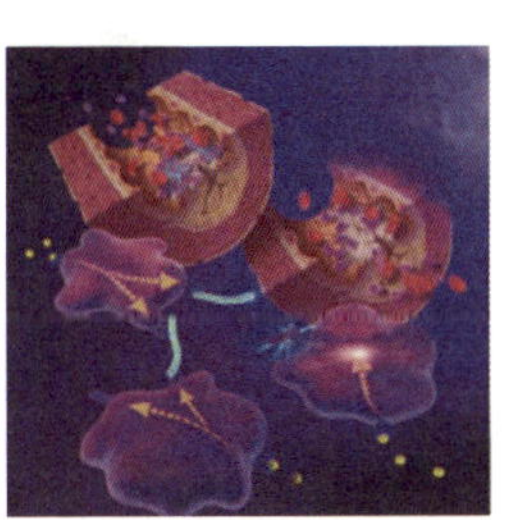

（1）牙龈出血。

（2）痰中带血。

（3）鼻衄。

（4）红色或棕色小便。

（5）血便或黑便。

（6）外伤后出血不止。

（7）月经量过多。

（8）头痛或腹痛。

（9）头晕、乏力或不明原因的虚弱。

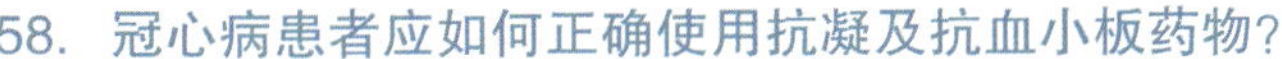

58. 冠心病患者应如何正确使用抗凝及抗血小板药物？

通常抗凝针对红色血栓或混合血栓的形成有抑制作用，而抗血小板药主要对以血小板聚集、黏附为基础的白色血栓的形成有抑制作用。

（1）稳定型心绞痛：不主张使用抗凝治疗，可使用抗血小板药（阿司匹林片）。

（2）不稳定型心绞痛：主要在使用抗血小板药物的基础上，使用低分子肝素针，特别是那些心绞痛发作频繁、程度严重、持续时间长、不易控制的病人。

（3）急性心梗：若无禁忌证，应常规使用阿司匹林片、氯吡格雷片和低分子肝素针，也可与溶栓治疗联用。可预防早期再梗或防止梗死面积扩大，预防深静脉血栓形成和肺动脉栓塞，预防心梗晚期再梗。

（4）如有下列情况，慎用或禁用抗凝药物：①有出血倾向；②有活动性溃疡；③有近期脑出血病史；④血压＞180/110mmHg而降压效果不佳者；⑤严重肝肾疾病；⑥晚期癌症病人等。

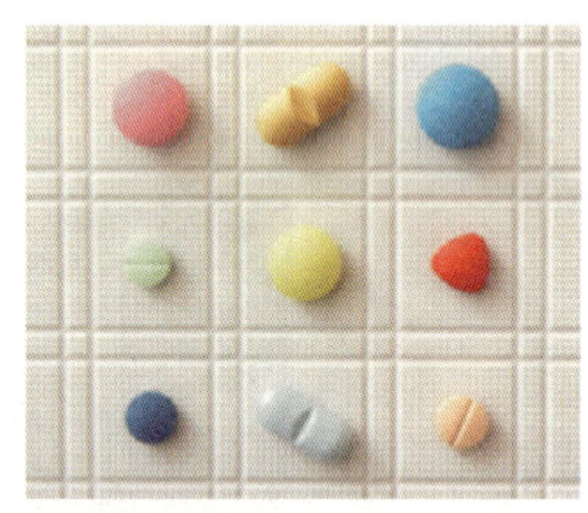

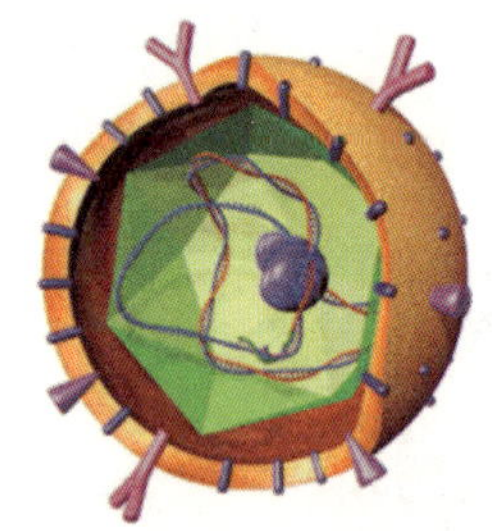

59. 硝酸酯类药物治疗冠心病的作用机制是什么?

硝酸酯类药物是治疗冠心病等心血管疾病的常用药物。其作用机制包括：

（1）降低心肌耗氧量：硝酸酯类药物以扩张静脉为主，使心脏前负荷下降，舒张动脉血管，减低左室后负荷。

（2）血流重新分布，利于缺血区的灌注：选择性扩张大的冠脉血管，增加缺血区流量，特别是当冠脉粥样硬化或痉挛时，硝酸酯类的舒张作用强而持久。可刺激生成侧支，并可使侧支开放，增加缺血区供血，防止梗死区扩大或发生再梗死。

（3）促使血管内皮细胞释放内源性一氧化氮（NO）和前列环素 I_2（PGI_2），其具有抗血小板聚集及抗血栓作用。

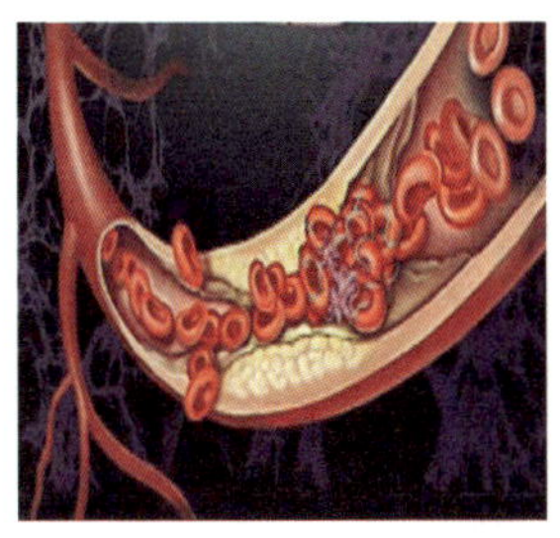

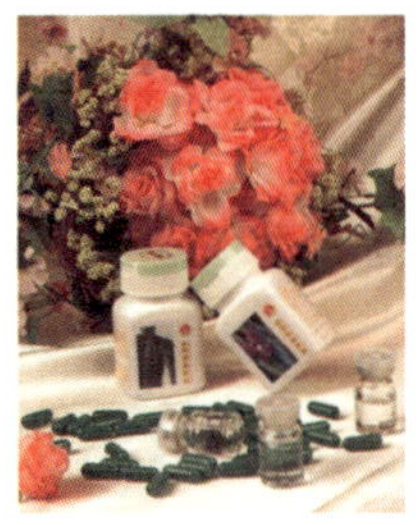

60. 冠心病患者如何使用硝酸酯类药物？

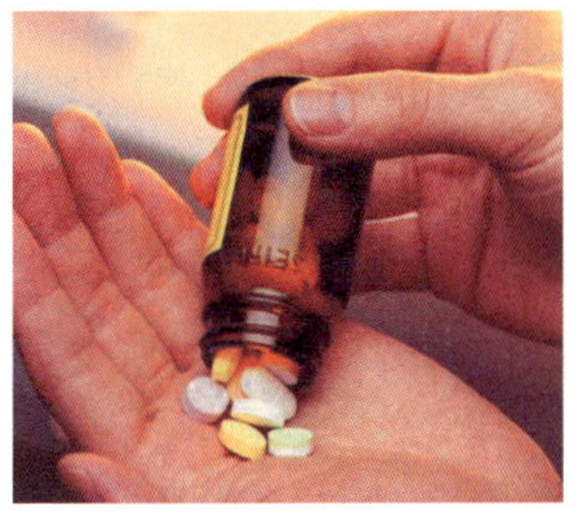

硝酸酯类药物能扩张冠状动脉，增加冠状动脉血流量，改善心肌缺血和缺氧情况，广泛应用于冠心病的治疗。

（1）硝酸甘油：舌下含服硝酸甘油 1 片或喷用硝酸甘油气雾剂（1 ～ 2 喷），可控制和缓解心绞痛，起效迅速（1 ～ 5 分钟起效），作用可持续 10 ～ 30 分钟。贴膜贴于胸部附近，1 ～ 2 片 / 天。静滴：10μg/ 分开始，每 5 分钟增加 2 ～ 10μg/ 分，直至症状缓解或出现副作用，一般用量＜ 200μg/ 分。

（2）硝酸异山梨酯：消心痛片 5 ～ 10mg，每天 2 ～ 3 次口服；长效制剂 20mg，每天 1 ～ 2 次口服。静滴：每小时 2 ～ 7mg，必要时加至 10mg/ 小时。

（3）单硝酸异山梨酯：无肝脏首过效应，生物利用度高。鲁南欣康片 10mg 每日 2 次始，可渐增至 20mg 每日 2 ～ 3 次。缓释片（异姆多）30mg 每日 1 次。静滴：鲁南欣康针 60μg/ 分开始，可渐增至 120μg/ 分。

61. 硝酸酯类药物使用时应注意哪些问题?

硝酸酯类药物使用时应注意：

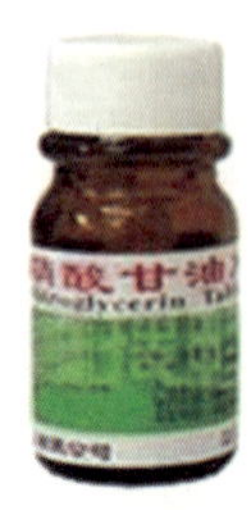

（1）硝酸酯类药物剂型较多，应根据患者的不同病情、不同的药物需求、不同的给药途径，而选择不同的药物剂型。

（2）青光眼、低血压、脑出血、颅内高压、梗阻性肥厚型心肌病、心原性休克、硝酸盐过敏、妊娠或哺乳期、严重肝肾疾病等病人应禁用或慎用。

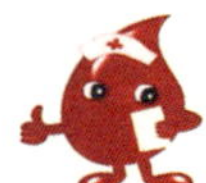

小贴士：

硝酸酯类药物可增高眼压，诱发青光眼。

（3）用药过量或敏感者，可致体位性低血压，出现头晕、虚弱等脑缺血症状，也可出现意识丧失。

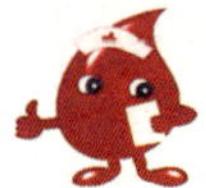

小贴士：

从小剂量开始，服药时宜取坐位或卧位，出现症状时可取头低脚高卧位。

（4）扩张外周血管可致颜面部潮红，扩张脑血管可增加颅内压，可致反射性心率加快及搏动性头痛。

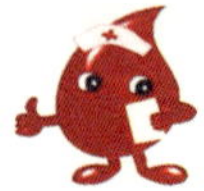

小贴士：

从小剂量开始，连续用药几天即可减轻症状，必要时可与镇痛药合用。

（5）可迅速发生耐药性，停药后又能迅速逆转。

（6）若使用剂量大时，或长期服用者，不可骤停，以防心绞痛急性发作和诱发心梗。

（7）静脉用药一般不超过 72 小时，如病情需要、用药须超过 72 小时，应增加用药剂量，否则疗效较差。

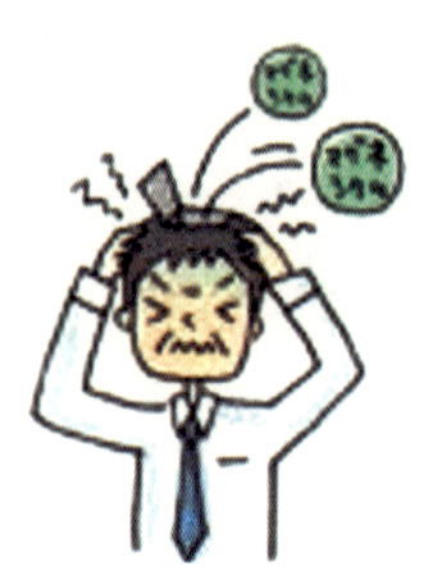

62. 硝酸酯类药物产生耐药的原因是什么？应如何预防？

耐药现象是硝酸酯类药物治疗效果下降的主要原因，皮肤给药最易出现耐药。耐药的机制主要是：长期使用硝酸酯类药物可使血管平滑肌细胞内的硝酸酯受体的巯基过度消耗，减弱了硝酸酯的扩血管作用。另外，长期应用硝酸酯制剂扩血管，体内儿茶酚胺分泌增多，激活了肾素－血管紧张素－醛固酮（RAAS）系统，导致水钠潴留，血容量增加，部分减弱了该药的药理作用。

预防方法：

（1）间歇服药，每日需有 6 ～ 12 小时无硝酸酯类药物使用的间歇期；

（2）补充巯基供体，如开博通、半胱氨酸、蛋氨酸等；

（3）可联合血管紧张素转换酶抑制剂或利尿剂治疗；

（4）避免大剂量给药和无间歇期使用长效缓释剂；

（5）尽可能使用单硝酸制剂，这样耐药性发生相对较少。

63. β 受体阻滞剂在冠心病治疗中的作用是什么？

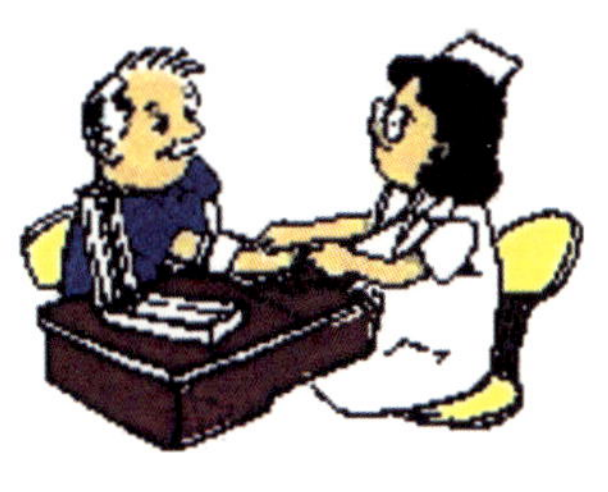

β 受体阻滞剂通过减慢心率，减弱心肌收缩力，减少心脏做功，从而降低心肌氧耗；并可降低血压；使衰竭心肌的 β 受体密度上调，恢复心肌对儿茶酚胺的敏感性；恢复心肌舒缩协调性，改善心肌顺应性，逆转心室肥厚；抑制交感神经介导的 RAAS 释放，降低血中儿茶酚胺浓度，改善儿茶酚胺增高所致的心血管损害，降低心梗后的猝死率。

64. β 受体阻滞剂使用的禁忌证是什么？

β 受体阻滞剂的禁忌证包括：

（1）严重窦性心动过缓，心率＜ 45 次 / 分；

（2）低血压，收缩压＜ 90mmHg；

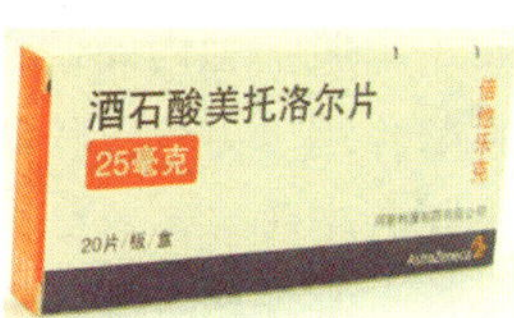

（3）中度或重度心力衰竭；

（4）出现周围低灌注的症状；

（5）Ⅱ度或Ⅲ度房室传导阻滞；

（6）伴有支气管哮喘或严重的慢性肺部疾患；

（7）严重的周围血管病；

（8）变异性心绞痛。

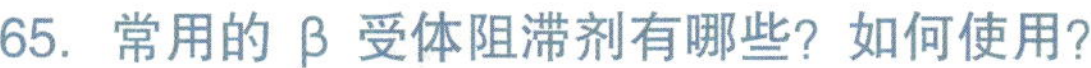

65. 常用的 β 受体阻滞剂有哪些？如何使用？

临床上常用的 β 受体阻滞剂可分为三类。①非选择性（β_1、β_2）：普萘洛尔、索他洛尔等；②选择性（β_1）：比索洛尔、阿替洛尔、美托洛尔等；③兼有 β 受体阻滞和 α_1 受体阻断作用：卡维地洛、拉贝洛尔。

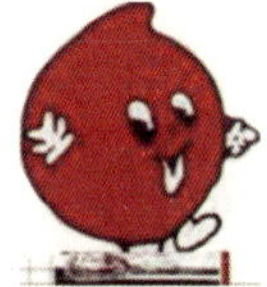

使用方法：

（1）普萘洛尔：心律失常（5 ~ 10mg，每日 3 次）；心绞痛（10 ~ 20mg，每日 3 次）；高血压（5 ~ 20mg，每日 3 ~ 4 次）。

（2）阿替洛尔：心绞痛（100mg，每日 1 次；或 25 ~ 50mg，每日 2 次）；高血压（50 ~ 200mg，每日 1 次）。

（3）美托洛尔：心绞痛（50 ~ 100mg，每日 2 ~ 3 次）；高血压（100 ~ 200mg，每日 1 次）。

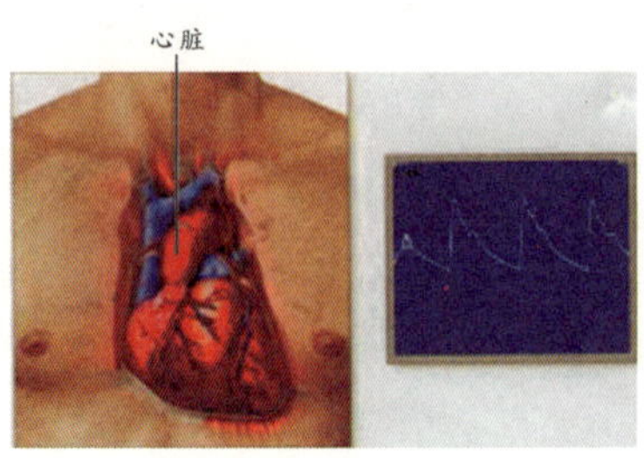

（4）艾司洛尔：先予负荷量（每分钟）0.5mg/kg（围手术期为 0.25 ~ 5mg/kg），1 分钟后改为

维持量 0.05 ～ 0.2mg/kg，每次改变剂量前均需用上述负荷量。

（5）卡维地洛：络德（10mg，每日 2 次）；达利全（3.125mg，每日 2 次；可双周递增至 12.5 ～ 25mg，每日 2 次）。

66. 什么是 β 受体阻滞剂的首剂综合征和撤药综合征？如何预防？

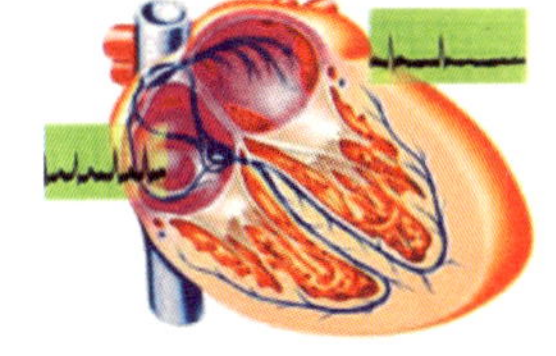

β 受体阻滞剂的首剂综合征是指：首次给药可使血压下降、心率减慢或心跳骤停，多见于老年、心脏扩大、心功能严重受损者。

β 受体阻滞剂的撤药综合征是指：长期服用者骤停 β 受体阻滞剂可出现明显心悸，使心绞痛加重或诱发心梗，甚至猝死。原因是长期服用 β 受体阻滞剂后 β 受体上调，突然撤药，儿茶酚胺作用于增多的 β 受体而使心肌耗氧量增加。

预防小贴士：

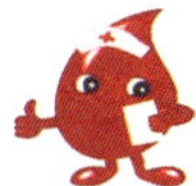

1. 切忌突然停药，如需停药，可逐渐减少剂量，缓慢撤药。
2. 宜从小剂量开始，根据心率、血压等变化，再逐步加大剂量。

67. 常用的钙拮抗剂有哪些？用法如何？

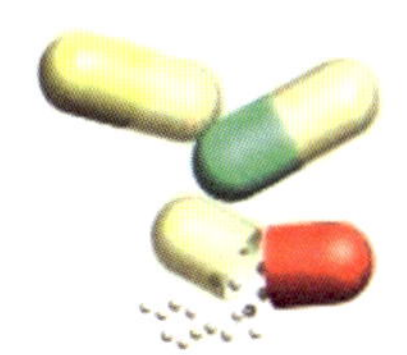

常用的钙离子拮抗剂包括三类。①二氢吡啶类：硝苯地平、非洛地平、尼莫地平、氨氯地平等；②地尔硫䓬类：地尔硫䓬等；③苯烷胺类：维拉帕米等。

用法：（1）硝苯地平（心痛定）10mg，每日 3 次，急用时可舌下含服；硝苯地平缓释片 20mg，每日 2 次；硝苯地平控释片（拜新同）30mg，每日 1 次。

（2）地尔硫䓬 30 ～ 60mg，每日 3 ～ 4 次；针剂 10mg + 生理盐水 10mL，1 ～ 5 分钟静推。

（3）维拉帕米40～80mg，每日3次；长效制剂120mg，每日2次，或240mg，每日1次；针剂5～10mg静推，隔15分钟可重复1～2次。

（4）氨氯地平（络活喜）5～10mg，每日1次。

（5）非洛地平（波依定）2.5～10mg，每日1次。

（6）尼莫地平（尼莫同）20～40mg，每日2～3次。

68. 钙拮抗剂治疗冠心病的机制是什么？

（1）负性肌力作用、负性频率作用和负性传导作用。

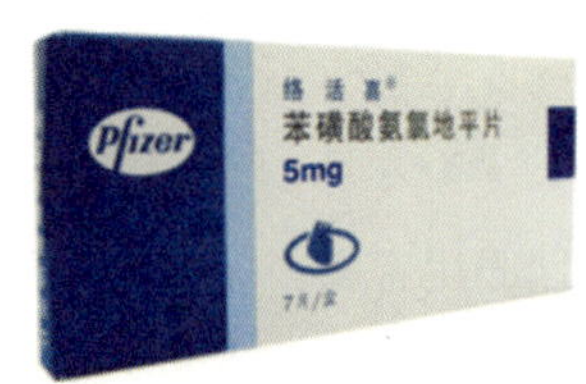

（2）钙拮抗剂阻滞钙离子内流，减少ATP（三磷酸腺苷）分解，降低氧自由基在细胞内的堆积，对缺血心肌具有保护作用。

（3）扩张外周血管，降低血管阻力，降压作用明显，减轻心脏后负荷，具有逆转左室肥厚作用。

（4）舒张血管平滑肌，扩张大小冠脉，改善侧支循环，增加冠脉血流量。

（5）保护血管内皮，抗动脉粥样硬化，抑制血管平滑肌增生，抑制血小板聚集。

69. 钙拮抗剂有哪些常见的不良反应？应如何预防？

（1）服用钙离子拮抗剂可出现头痛，面部潮红。

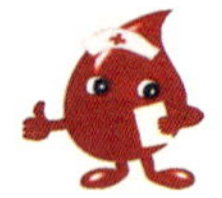

预防小贴士：

主张用长效制剂。

（2）二氢吡啶类钙离子拮抗剂可引起心悸症状。

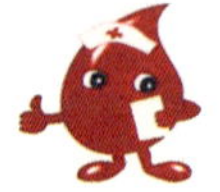

预防小贴士：

主张用长效制剂，与β受体阻滞剂合用可减轻心悸症状。

（3）踝部水肿。

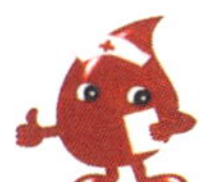

预防小贴士：

> 主张用长效制剂，与利尿剂或 ACEI/ARB 合用可防止踝部水肿。

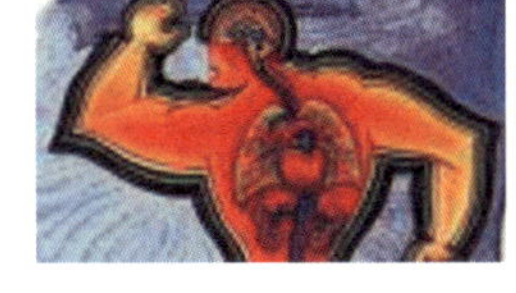

（4）与其他降压药合用可加强降压作用，易致低血压。

（5）维拉帕米、地尔硫䓬与 β 受体阻滞剂合用，可诱发或加重心衰和传导阻滞。病窦综合征、Ⅱ～Ⅲ度房室传导阻滞、左心功能不全者禁用。

70. 转换酶抑制剂（ACEI）和受体拮抗剂（ARB）治疗冠心病的作用机制是什么？

（1）扩张动脉和静脉，降低血压，减少血管紧张素Ⅱ的生成和醛固酮的释放，减少水钠潴留和血容量，改善心衰状况。

（2）ACEI 能增加心输出量，降低循环中儿茶酚胺含量，提高血中缓激肽浓度。

（3）逆转左室肥厚，改善心室重塑。

（4）保护血管内皮细胞，抗动脉粥样硬化。

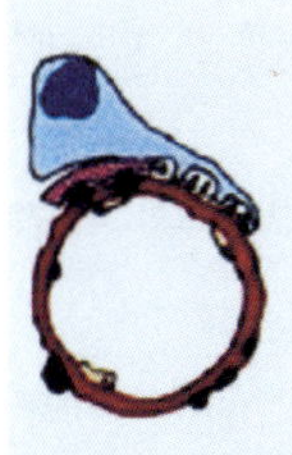

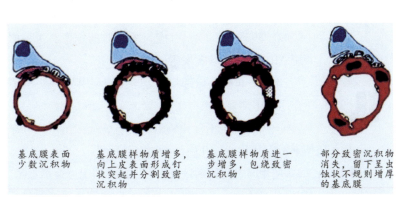

基底膜表面少数沉积物

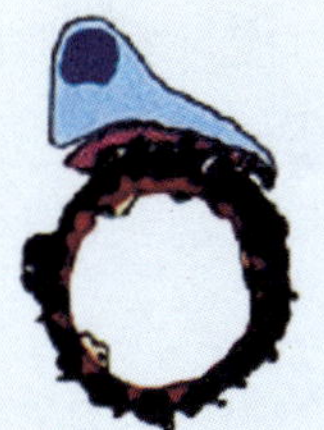

基底膜样物质增多，向上皮表面形成钉状突起并分割致密沉积物

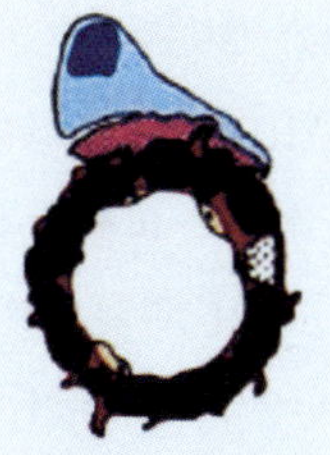

基底膜样物质进一步增多，包绕致密沉积物

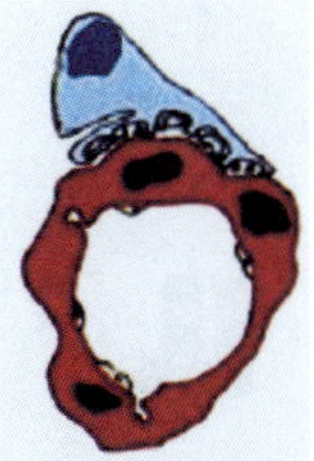

部分致密沉积物消失，留下呈虫蚀状不规则增厚的基底膜

71. 常用的 ACEI 和 ARB 药物有哪些？如何使用？

常用的 ACEI 有：

（1）卡托普利片（开博通）6.25 ～ 50mg，每天 2 ～ 3 次口服，老年及心衰患者常可试服6.25mg,后渐加量,常用剂量小于150mg/天;

（2）贝那普利片（洛汀新）5 ～ 10mg，每天 1 次口服；

（3）福辛普利片（蒙诺）10mg，每天 1 次口服；

（4）依那普利片（依素）5 ～ 10mg，每天 2 次口服。

常用的 ARB 有：

（1）厄贝沙坦片（安博维）150mg，每天 1 次口服；

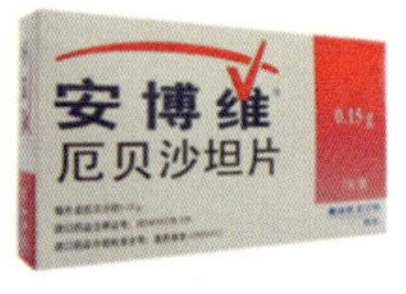

（2）缬沙坦胶囊（代文）80 ～ 160mg，每天 1 次口服；

（3）氯沙坦片（科素亚）：50 ～ 100mg，每天 1 次口服。

复方制剂（ARB + 小剂量利尿剂）：安博诺、复代文和海捷亚等。

72. 使用 ACEI 及 ARB 药物时需注意哪些问题？

（1）均禁用于妊娠和哺乳期妇女、儿童、双侧肾动脉狭窄患者、低血压或循环状况不稳定者，以及严重肾衰、过敏体质、血管神经性水肿者。

（2）服用 ACEI 的患者中，10%～ 20%可出现咳嗽，表现为干咳，可能与缓激肽的积聚有关；服用 ARB 的患者咳嗽发生率则较低。

（3）可致高血钾，应慎与保钾利尿剂（螺内酯）合用，定期复查血钾水平。

（4）血压正常或偏低的患者，或大量服用利尿剂的患者，初始剂量宜从小剂量开始，渐加至常用量。

（5）心衰病人使用时，初始剂量宜小，后根据情况可逐渐加量。

（6）如出现喉头部水肿，应立即皮下注射肾上腺素等药物进行紧急治疗；如出现面部、四肢血管性水肿，一般停药后即可消失。

73. 常用的降脂药有哪些？使用时应注意哪些问题？

常用的降脂药物有：

（1）降胆固醇药物：他汀类药物（阿托伐他汀、辛伐他汀、普伐他汀、氟伐他汀）；胆固醇吸收抑制剂（依折麦布）。

（2）降甘油三酯药物：烟酸类（烟酸、烟酸酯类、阿西莫司等）；氯贝丁酯药（非诺贝特、吉非贝齐等）。

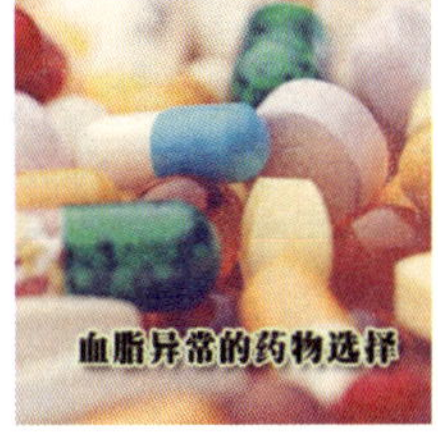

（3）升高高密度脂蛋白的药物：烟酸及其酯类、他汀类、胆汁酸结合树脂等。

使用时应注意下列问题：

（1）他汀类药物一般在晚上服用，因为胆固醇代谢在夜间比较活跃。

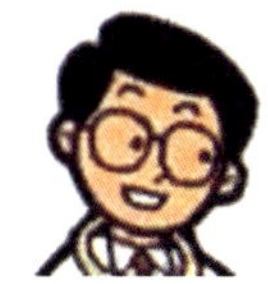

（2）服用降脂药物要听从医生的意见，尽可能不要多种降脂药同时服用。

（3）服用降脂药时需要定期复查肝功能。

（4）如果服药期间出现肌肉酸痛现象，应上医院进一步检查。

74. 血脂正常的冠心病患者为什么也要服用他汀类药物？

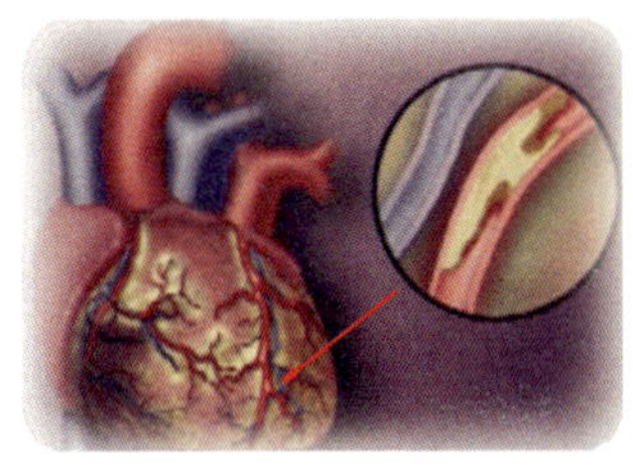

降脂药物特别是他汀类药物能抑制肝脏内胆固醇的合成，不仅有很强的降总胆固醇及低密度脂蛋白－胆固醇作用，还有一系列调脂以外的心血管保护作用：升高一氧化氮，保护内皮作用；非特异性抗炎作用；对抗氧自由基作用；抗血小板聚集作用；稳定甚至消退冠脉粥样斑块；抑制血管内皮增生的作用，减少冠脉成形术及支架术后再狭窄。所以，

冠心病患者，即使是血脂水平正常的患者，服用降脂药物也利大于弊。对不稳定型心绞痛、心肌梗死后及接受介入治疗的冠心病患者，不论其血脂水平是否正常，医生都会建议其服用降脂药物。

75. 积极降脂治疗有什么好处?

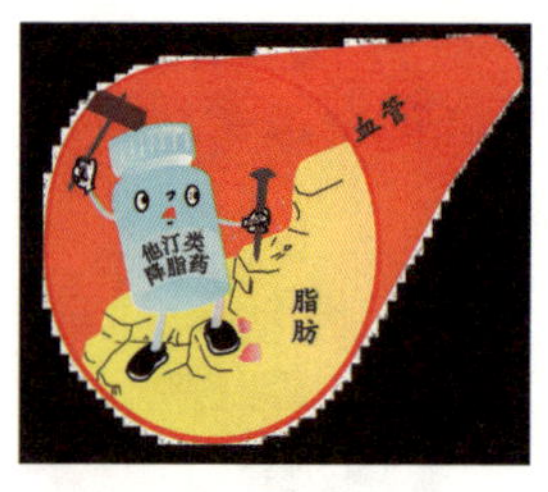

血脂异常是指血中胆固醇、甘油三酯、低密度脂蛋白及极低密度脂蛋白增高，高密度脂蛋白降低，这些脂质的异常很容易导致在动脉中形成粥样硬化斑块，如果累及冠状动脉则会发生冠心病。血脂异常尤其是胆固醇和低密度脂蛋白增高是形成动脉粥样硬化斑块的罪魁祸首。所以，对于血脂异常者，甚至是正常的人，都应进行降血脂治疗。不管通过何种途径（药物治疗或者非药物治疗）降低血脂，都能有效降低冠心病及其他心脑血管事件的发生率。

76. 目前常用的他汀类药物有哪些? 用法如何? 需要注意什么?

他汀类药物是近代心血管药物科技进展的一个里程碑，它不但有卓越的降胆固醇的作用，还有一系列除调脂外的心血管保护作用。目前常用的他汀类药物有：

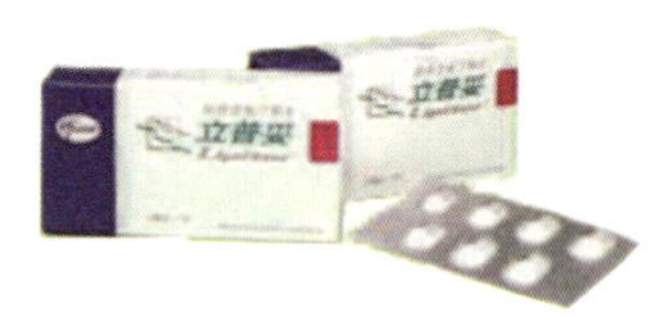

（1）阿托伐他汀片（立普妥）10～80mg，每晚1次；

（2）辛伐他汀片（舒降之、京必舒新）10～40mg，每晚1次；

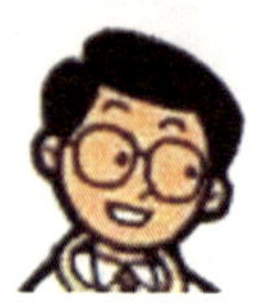

（3）氟伐他汀（来适可）10～40mg，每晚1次；

（4）瑞舒伐他汀（可定）5～20mg，每天1次。

应注意以下问题：

（1）可能有胃肠道反应：如腹胀、嗳气、食欲减退等，可从小剂量开始，逐渐加量。

（2）可出现肌痛、乏力，CK 增高，血和尿中肌红蛋白增多等骨骼肌溶解症状。

（3）2%的患者可出现肝、肾功能异常，故肝肾功能损害者禁用或慎用，需定期复查肝、肾功能。

（4）他汀类与非诺贝特等氯贝丁酯类、烟酸类药物合用，易引起急性肾功能衰竭及骨骼肌溶解症。

（5）老年人应减量，儿童、孕妇和哺乳期妇女禁用。

77. 常用的心肌营养药物有哪些？作用机制是什么？

（1）果糖二磷酸针：可作用于细胞膜，增加细胞内 ATP 浓度，促进钾离子内流，恢复细胞极化状态，从而有益于缺氧、缺血等状态下的细胞能量代谢及对葡萄糖的利用。用法：5 ～ 10g 稀释后静脉滴注，15 分钟内滴完，每天 1 次，疗程 1 周。

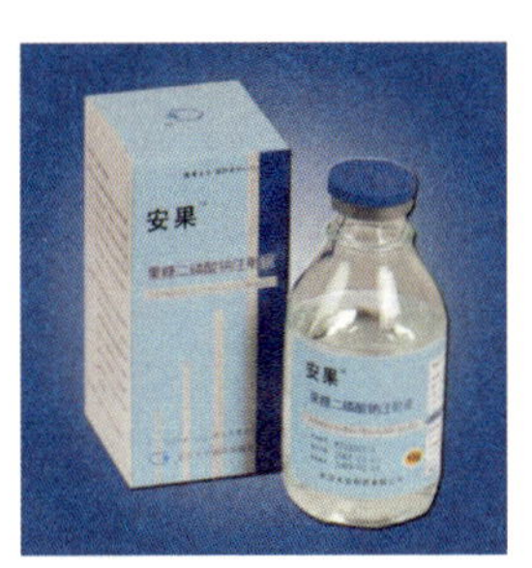

（2）辅酶 Q10 胶囊：可减轻急性缺血时的心肌收缩力的减弱和磷酸肌酸与 ATP 含量减少，保持缺血心肌细胞线粒体的形态结构，对缺血心肌有一定保护作用。用法：10mg，每天 3 次口服。

（3）环磷腺苷针：能改变细胞膜的功能，促使钙离子进入肌纤维，从而增强心肌收缩，改善心肌缺氧症状。用法：20 ～ 40mg，加入 5% 葡萄糖液中静滴，每天 1 次，疗程 1 ～ 2 周。

（4）曲美他嗪片：通过保护细胞在缺氧或缺血情况下的能量代谢，阻止细胞内 ATP 水平的下降，从而保证了离子泵的正常功能，维持细胞内环境的稳定。用法：20mg，每天 3 次口服。

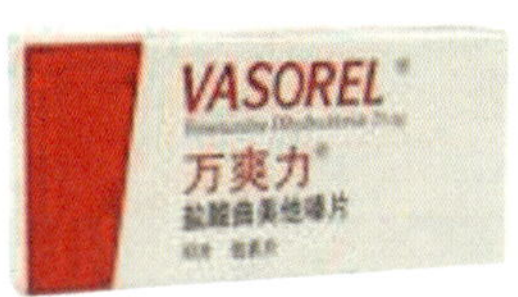

78. 冠心病合并心律失常如何处理?

冠心病合并心律失常的治疗包括:

(1)早搏

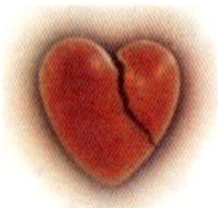

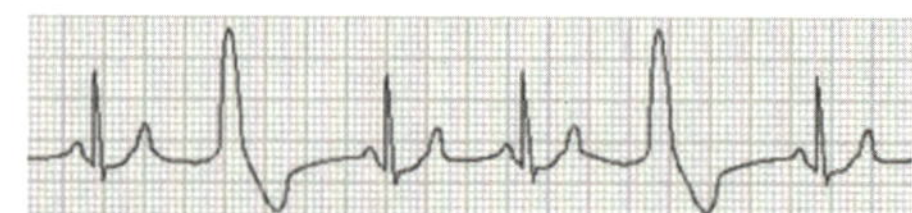

早搏一般无须特殊处理,如房性早搏频发,可适当予以美托洛尔片治疗;室早频发,可适当用美西律等治疗。

(2)心房纤颤(房颤)

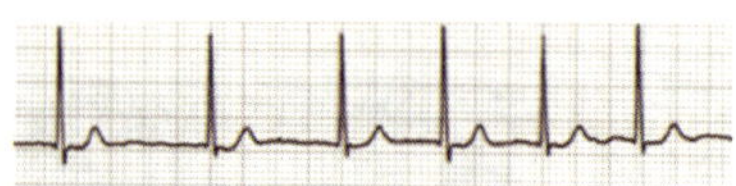

持续性房颤心室率不快时常可耐受,心室率快时应用β受体阻滞剂控制心室率,心衰时可用地高辛片、西地兰针控制心室率。静脉胺碘酮治疗对中止阵发性房颤有效。

(3)室上性心动过速

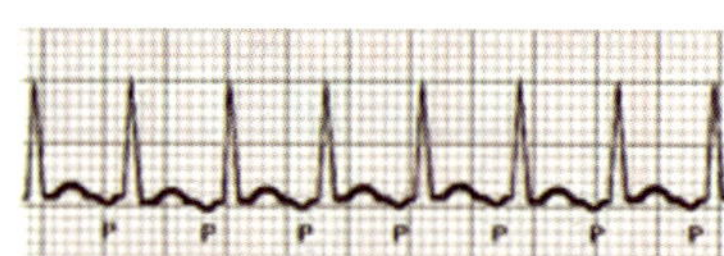

可先尝试刺激迷走神经的方法。无效时可考虑用腺苷针(6 ~ 12mg 快速静推)或用维拉帕米针、普罗帕酮针静推。合并低血压者可用升压药(苯福林或间羟胺针等)静推。兴奋迷走神经终止心动过速,可通过射频消融术根治。

(4)室性心动过速

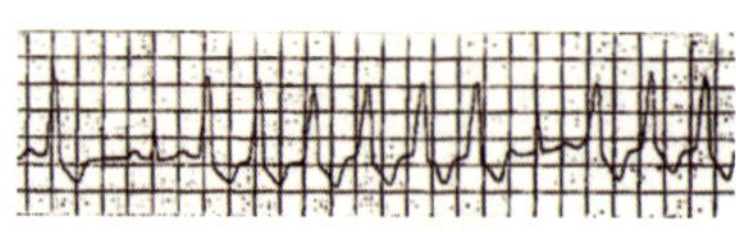

短阵的非持续性室速常没有症状,也无须特殊治疗,持续时间较长的室速需治疗。β受体阻滞剂是一线治疗方法(除非禁忌)。利多卡因针短时间使用临床最常用;但是对反复室速室颤发作的病人,静脉胺碘酮针可能效果更好;如果室速持续导致血液动力学不稳定,推荐使用电复律。

（5）心室颤动

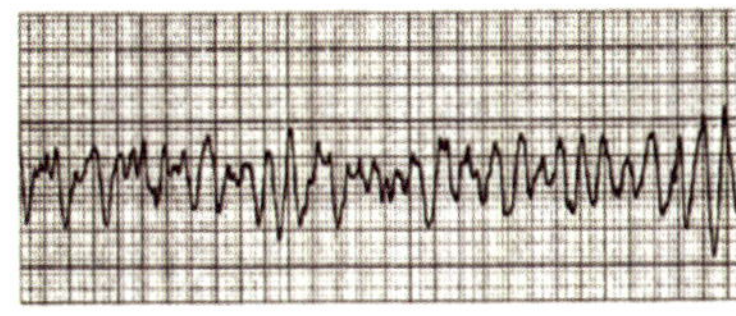

应立即电击除颤

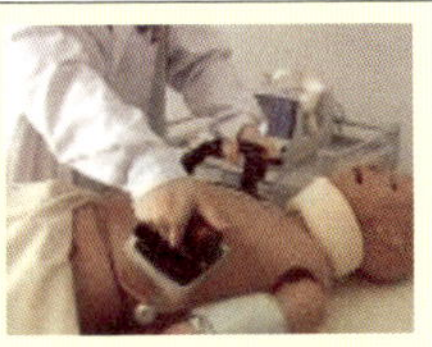

（6）心动过缓（窦性心动过缓及传导阻滞）

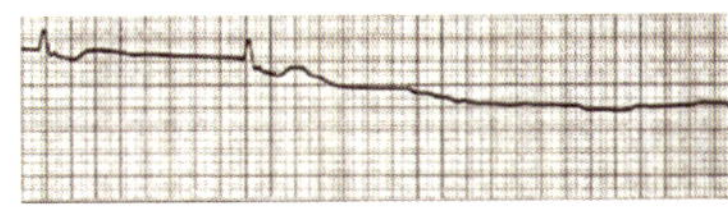

使用阿托品针 0.5 ~ 1mg 静推或片剂 0.3 ~ 0.5mg 口服，可以重复使用，如对阿托品无反应，建议植入临时或永久心脏起搏器治疗。

79. 溶栓治疗的适应证和禁忌证有哪些?

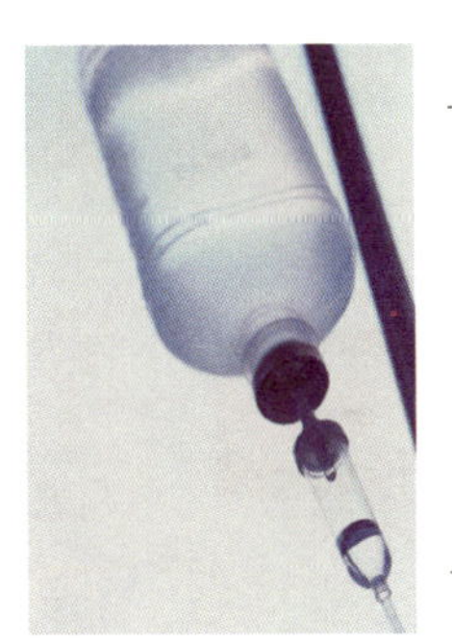

适应证：

①持续性胸痛超过 30 分钟，含服硝酸甘油片症状不能缓解；

②相邻 2 个或 2 个以上导联的 ST 段抬高（肢导联 ≥ 0.1mV，胸导联 ≥ 0.2mV），或出现新的左束支传导阻滞，起病时间 < 12 小时，患者年龄 < 75 岁；

③ ST 段显著抬高的心梗患者年龄 > 75 岁，经慎重权衡利弊仍可考虑；

④发病时间已达 12 ~ 24 小时，但如有进行性缺血性胸痛，广泛 ST 段抬高者可考虑。

禁忌证：

①近期（2 ~ 4 周）有活动性出血（胃肠道溃疡、咯血等）；

②近期（2 ~ 4 周）有外伤或外科大手术，以及大于 10 分钟的心肺复苏术后；

③不能排除主动脉夹层者；

④既往有出血性脑卒中，1 年内出现过缺血性脑血管事件者；

⑤对扩容和升压药无反应的心原性休克；

⑥严重且未控制的高血压（> 180/110mmHg）；

⑦目前正在使用治疗剂量的抗凝药或已知有出血倾向者；

⑧近期（< 2 周）曾有在不能压迫部位的大血管行穿刺术者。

急性心肌梗死时，如因各种情况无条件行介入治疗，则应立即行本法治疗。溶栓治疗的适应证及禁忌证见上表。

80. 急性心肌梗死溶栓治疗的常用药物有哪些?

常用的溶栓药物有：

（1）尿激酶（UK）。特点：可直接将纤溶酶原转化为纤溶酶，无抗原性，无热源性，来源丰富，是亚洲国家应用的主要药物。用法：30 分钟内静脉滴注 150 ～ 200 万 U。

（2）链激酶（SK）。特点：是间接的纤溶酶原激活剂，为国内外应用最早、最广的一种溶栓剂，用时需注意寒战、发热等过敏反应。用法：60 分钟内静滴 150 万 U。

（3）重组组织型纤溶酶原激活剂（r–PA）。特点：对纤溶酶原有很强的亲和力，使纤溶酶原在局部转变为纤溶酶。用法：1 ～ 2 分钟内静推 10mg，后 1 小时静滴 50mg，余 40mg 在 2 小时内滴完，后用肝素 48 小时。我国采用半量法（50mg），1 ～ 2 分钟内静推 8mg，42mg 静滴 90 分钟，肝素在 8mg 静推后开始用，持续 48 小时。

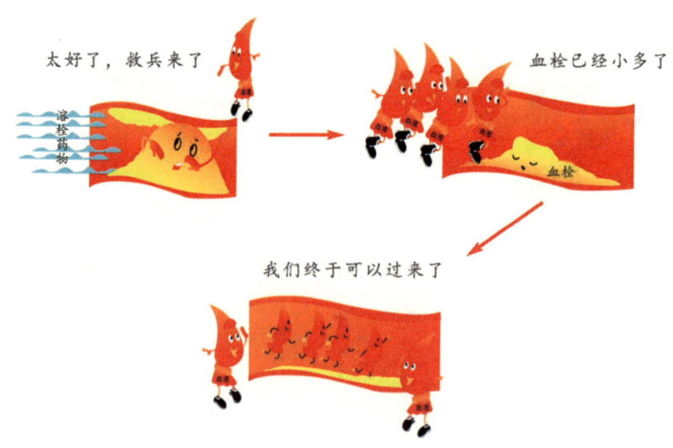

81. 急性心肌梗死溶栓治疗成功的指标是什么?

溶栓再通的判断指标：

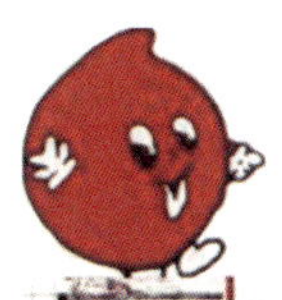

（1）直接指征：冠状动脉造影检查，观察血管再通情况，TIMI 3 级表明冠状动脉再通。

（2）间接指征：

①心电图抬高 ST 段于 2 小时内回降＞ 50%；

②胸痛于 2 小时内基本消失；

③ 2 小时内出现再灌注心律失常（短暂的加速性室性自主节律等）；

④血清 CK–MB 峰值提前出现，在发病 14 小时内。

具备上述四项中两项或以上者，考虑为再通；但②和③两项组合不能被判定为再通。

82. 急性心肌梗死溶栓治疗中应观察哪些指标？并发症有哪些?

溶栓治疗中应观察下列指标：

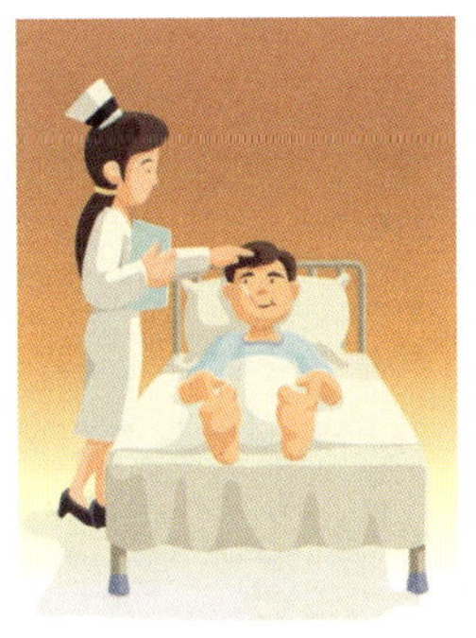

（1）症状和体征：经常询问病人胸痛有无减轻以及减轻的程度，仔细观察皮肤、黏膜、咳痰、呕吐物及尿中有无出血现象。

（2）心电图记录：溶栓前做 18 导联心电图，溶栓开始后 3 小时内每半小时复查一次 12 导联心电图（后壁、右室心梗者仍做 18 导联），导联电极位置应严格固定，以后每半小时复查一次心电图。

（3）心电监护：观察再灌注心律失常的发生情况。

（4）使用肝素者，应监测凝血时间，查 KPTT 并调整肝素剂量，使 KPTT 达正常对照的 1.5 ～ 2.0 倍。

（5）发病后定期查 CK、CK–MB 和肌钙蛋白，直至恢复正常。

并发症主要有：

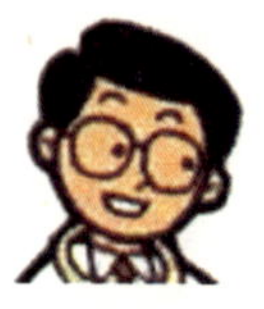

（1）出血：为常见的并发症。颅内出血是最严重的并发症，应尽量避免不必要的血管穿刺和插管。

（2）过敏反应：主要是用链激酶溶栓者，初次给予 SK 后 5 天至 2 年内应避免再次给药。溶栓前可先予以地塞米松针静推。

（3）心脏破裂：发生率低，发病至溶栓时间间隔越长，发生心脏破裂的危险性越高。

（4）再灌注心律失常：包括室早、短暂加速性室性自主心律，甚至室速和室颤。一般对抗心律失常药及电除颤反应良好。

83. ST 段抬高型急性心肌梗死（STEMI）再灌注治疗应如何选择？

再灌注治疗的选择策略见下表：

下述情况优选溶栓 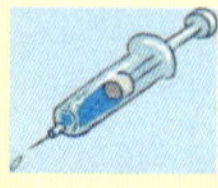	下述情况优选介入治疗 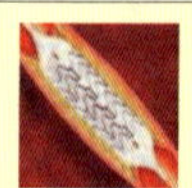
①就诊早（发病＜3小时），且不能及时行介入治疗，就诊到溶栓时间＜60分钟。 ②介入治疗不可行： 包括导管室被占用或没有；动脉穿刺困难；不能到达有经验的导管室。 ③介入治疗不能及时进行： 转送时间长，就诊到球囊充盈时间超过就诊到溶栓时间1小时；就诊到球囊充盈时间＞90分钟。	①有经验丰富的导管室及心外科支持，求治或就诊到球囊充盈时间＜90分钟。 ②高危的 STEMI： 有心原性休克，KILLIP 分级≥3级。 ③有溶栓禁忌证，包括出血风险增加及颅内出血。 ④就诊晚，发病＞3小时，对 STEMI 诊断有疑问。

84. 冠心病介入治疗技术有哪些?

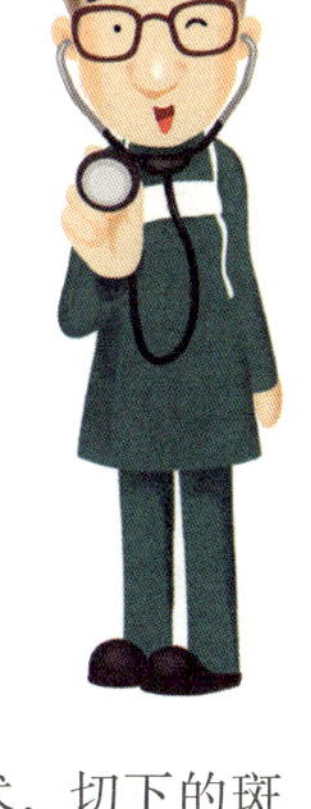

近年来，冠心病介入治疗技术（PCI）主要有:

（1）经皮腔内冠脉成形术（PTCA）：是目前冠心病介入治疗中最常用、技术最成熟的方法。

（2）冠脉内支架术：也是临床上常用的一种方法，可减少 PTCA 术后的再狭窄率。

（3）经皮冠脉激光血管成形术：在 X 线指引下，应用心导管技术将激光经光导纤维传送至血管病变处，消融血管内斑块物质，使闭塞的血管再通。由于操作复杂，并发症较多，目前临床上应用并不普遍。

（4）经皮冠脉内旋切术：借助导管头部的旋切装置进行冠脉内斑块切削的一种安全有效的血管再通技术，切下的斑块可贮存在导管头端腔内或被负压吸出体外。

（5）冠脉内旋磨术：应用尖端镶有钻头的金属磨头导管，高速旋磨病变组织，将组织磨成比红细胞还小的微粒，由体内吞噬系统清除，但旋磨下来的斑块碎屑易造成冠脉远端栓塞，故其远期疗效有待研究。

（6）冠脉内溶栓：在急性心梗早期，经冠脉途径注射溶栓剂，使血栓溶解，恢复心肌灌注。

（7）冠脉内基因治疗：通过冠脉造影明确目标血管后，经导管向目标血管内或直接从心内膜向心肌内注入患者自身的骨髓干细胞，以期数周后在心肌坏死部位重新分化为心肌细胞，改善预后，目前正在逐渐被临床接受。

另外，还有冠状动脉内血栓抽吸术、远端保护装置及冠状动脉内放射治疗等。

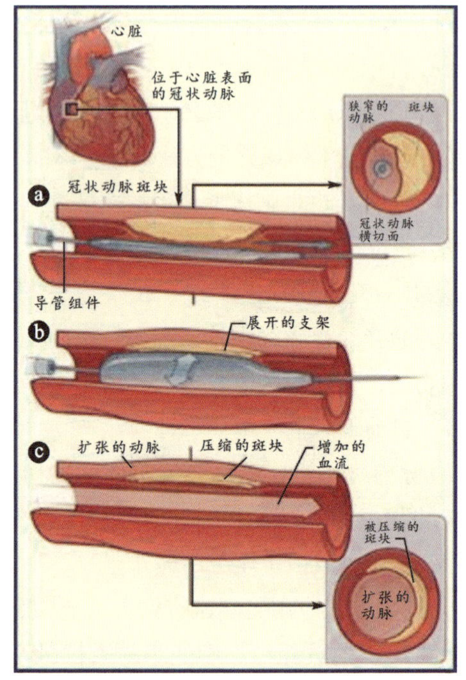

85. 冠心病介入治疗的优点及存在的问题是什么？

冠心病介入治疗的优点在于：

（1）药物仅能消除或改善症状，对冠脉病变影响不大，而介入治疗能改善冠脉状况，使血管通畅；

（2）外科手术创伤大，痛苦大，病人恢复慢，而介入治疗创伤小，术后 2 ～ 3 天即可出院，较安全，死亡率小于 1%；

（3）介入治疗疗效可靠，可有效缓解症状，提高生存质量。

存在的问题：

（1）急性血管闭塞：发生率为 2%～ 3%，可致急性心肌梗死，主要与血管损伤、血栓形成、术后抗凝不当有关；

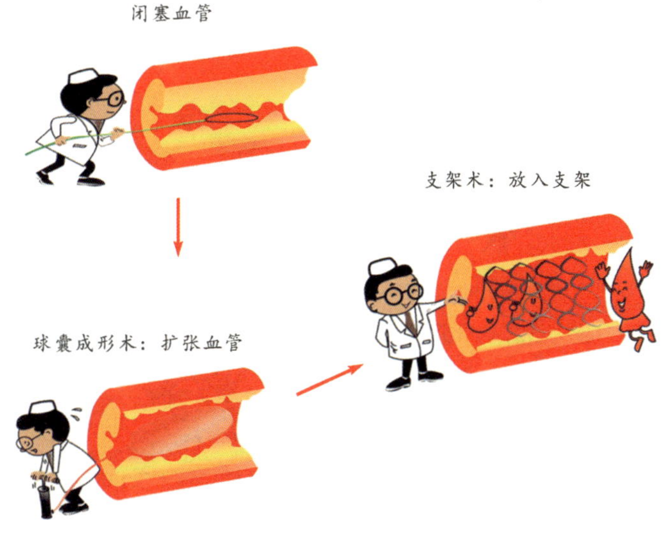
闭塞血管
支架术：放入支架
球囊成形术：扩张血管

（2）术后再狭窄：近年来药物支架的使用一定程度上能降低再狭窄；

（3）对左主干病变、弥漫性病变、完全闭塞病变等的疗效欠佳。

86. 什么是经皮冠状动脉腔内血管成形术（PTCA）？

通过穿插桡动脉或股动脉的方法，将导管、导丝、扩张球囊送至冠脉内相应的狭窄部位，扩张数秒钟至数分钟，球囊产生的机械挤压使狭窄节段的粥样斑块撕裂、拉断和压缩，冠脉内膜和部分中膜撕裂，重新塑形，消除或改善冠脉狭窄，使冠脉腔径扩大，血流增加。

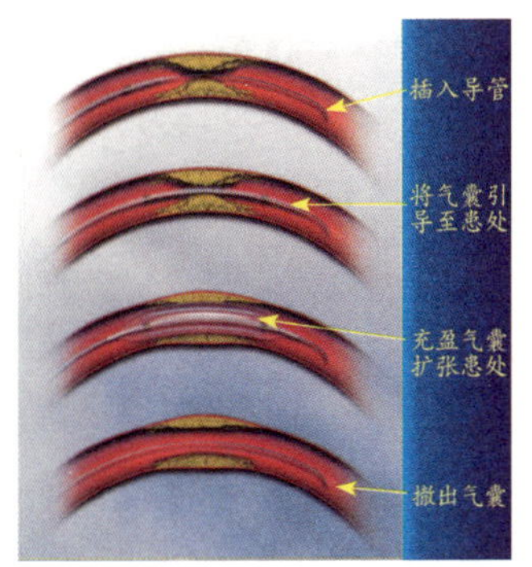

87. 什么是冠状动脉内支架术？为什么球囊扩张后还要放入支架？

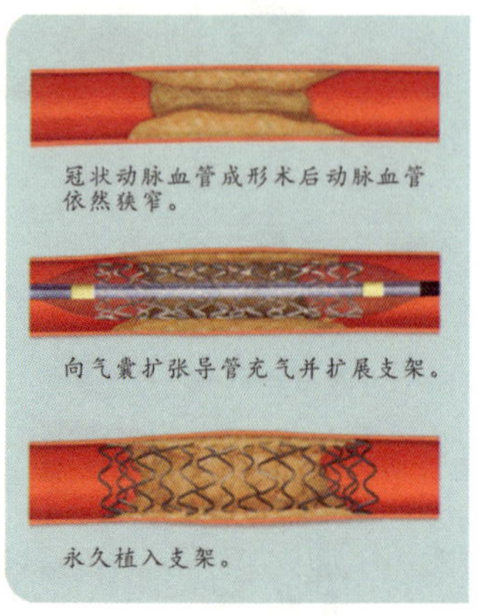

冠状动脉血管成形术后动脉血管依然狭窄。
向气囊扩张导管充气并扩展支架。
永久植入支架。

冠脉内支架术是将金属支架支撑在冠脉狭窄处，将PTCA术后产生的处于漂浮状态的内膜损伤碎片固定在血管壁中，扩大冠脉腔径，防止冠脉痉挛和血管壁的弹性回缩，以达到冠脉再通的目的。30%～50%患者若只做PTCA术，由于血管的弹性回缩、扩张处血管壁的撕裂、夹层，其后一段时间内会再次出现狭窄，有些病人甚至会发生急性冠脉闭塞而导致急性心梗发作甚至死亡，因此行支架术是必须的。用冠脉支架撑开病变血管，可以减少斑块撕裂后急性闭塞，使介入手术的安全性明显提高，降低PTCA术后再狭窄的发生率。对于一些复杂病变，支架植入往往可以达到满意的结果。

88. 冠状动脉支架术有何并发症？

冠状动脉支架植入术后可能出现的并发症主要有：

（1）急性和亚急性血栓形成；

（2）出血及血管损伤并发症；

（3）支架的近端或远端夹层；

（4）分支受压或闭塞；

（5）支架脱落或栓塞；

（6）支架释放后无血流或血流缓慢；

（7）冠状动脉破裂穿孔；

（8）支架内再狭窄；

（9）晚期冠状动脉瘤形成。

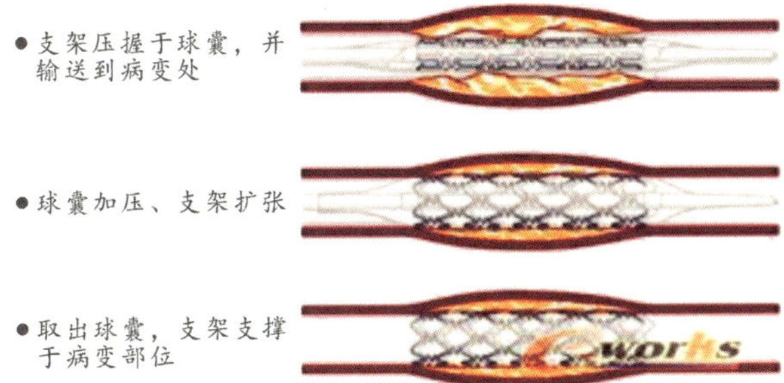

随着材料科学的不断进步，以上并发症的发生率越来越低。

89. 什么是介入治疗术后再狭窄？在何种情况下容易出现再狭窄？

冠状动脉介入治疗术后再狭窄是指，一支狭窄的动脉在成功进行介入治疗后，随访时冠脉造影结果符合下述标准之一者：①血管狭窄≥50%；②血管狭窄程度比原先手术后即刻造影时增加≥30%；③原来扩张后所增大的血管直径丧失≥50%。再狭窄的发生与下列3个因素有关：①血管内膜的过度增生；②血栓形成；③

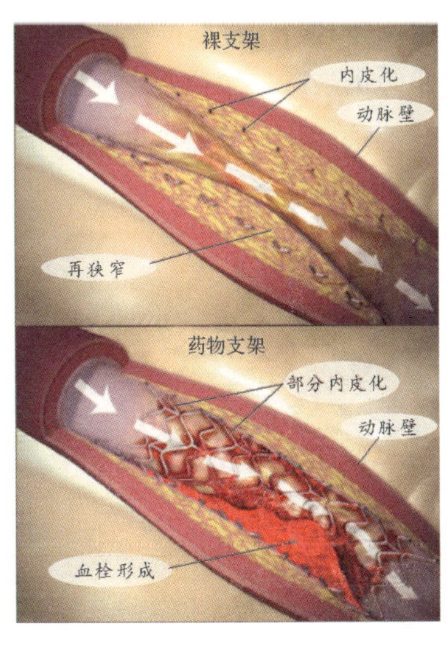

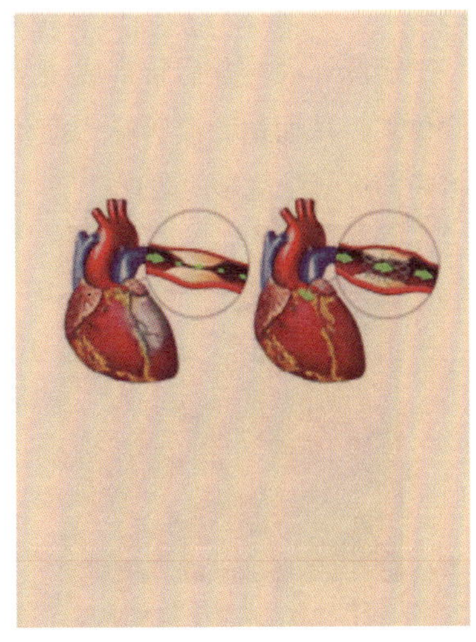

介入术后部分患者的血管壁弹性回缩。

在下列情况下易出现再狭窄：

（1）临床特征相关的因素：不稳定型心绞痛、变异型心绞痛、糖尿病患者、男性以及吸烟患者等，术后再狭窄的发生率较高。

（2）冠脉形态：狭窄程度严重，特别是完全阻塞者；左前降支、近段血管病变；血管分叉处病变；狭窄长度＞15mm者；偏心性狭窄；小血管病变；弥漫性狭窄及大隐静脉移植的血管等，均易发生再狭窄。

（3）操作技术：残余狭窄越严重，再狭窄发生率越高；病变部位未完全覆盖、支架释放不完全、支架塌陷、支架对位不好、支架边缘有内膜夹层易发生再狭窄。

（4）支架的选材、设计、类型：使用药物支架的患者较使用裸支架患者再狭窄发生率低。

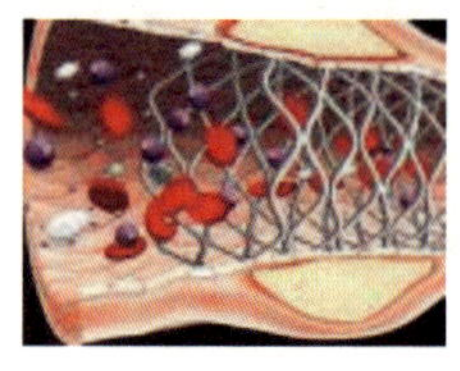

使用药物支架患者之所以再狭窄发生率较裸支架低，是由于支架表面的药物载体使药物在病变部位缓慢释放，抑制血管平滑肌细胞的增生和迁移。

90. 介入治疗前后冠脉造影的表现如何？

冠脉介入治疗后狭窄或闭塞的血管可消除狭窄或再通，改善冠脉供血，从而达到改善临床症状及改善预后的疗效。以下便是介入治疗前后冠脉造影的表现：

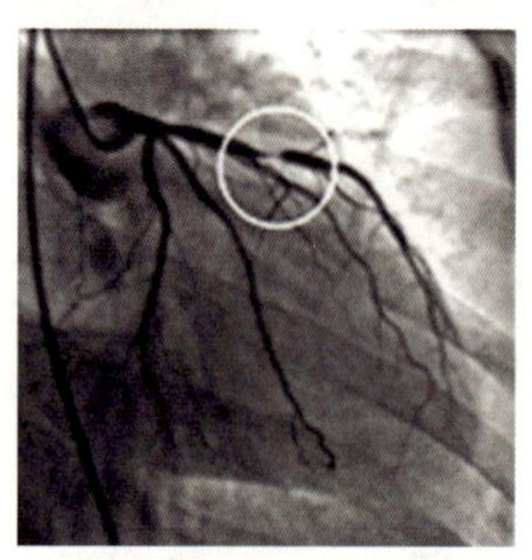

冠状动脉左前降支狭窄90%

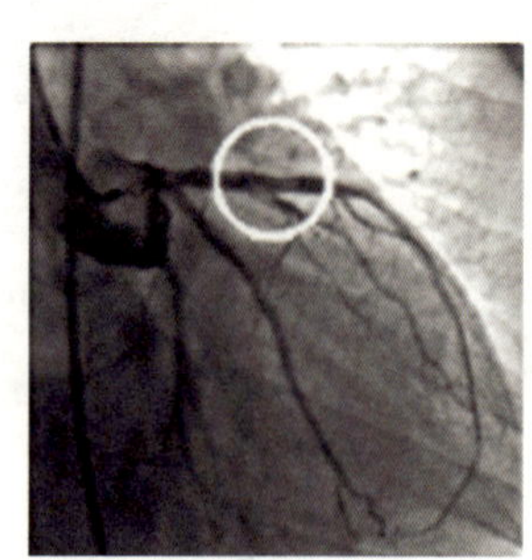

球囊扩张，支架置入后狭窄消失

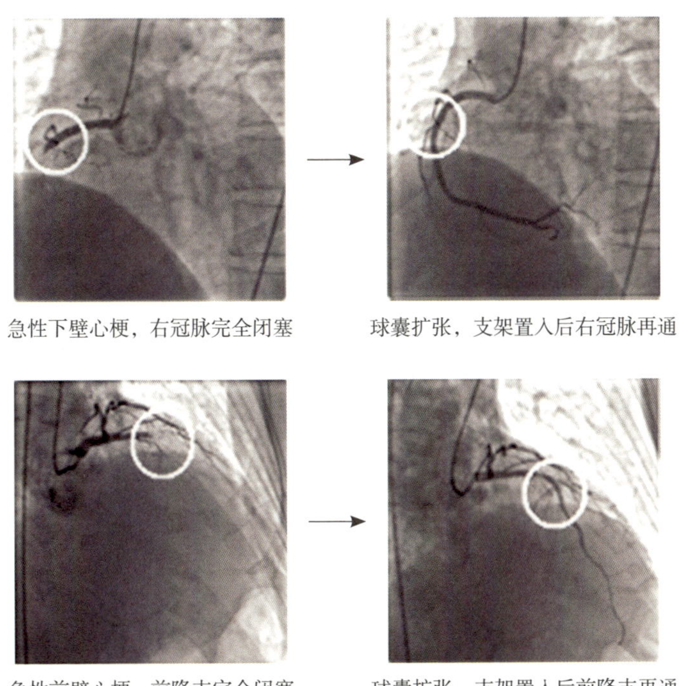

急性下壁心梗，右冠脉完全闭塞　　球囊扩张，支架置入后右冠脉再通

急性前壁心梗，前降支完全闭塞　　球囊扩张，支架置入后前降支再通

91. 何为药物支架（DES）和裸支架（BMS）？各自的适应人群是什么？

冠心病介入治疗中的支架为金属丝网状管，用于在血管成形术中撑开动脉血管。支架材质多为不锈钢或合金，也可为生物材料等。表面无药物涂层的支架称为金属裸支架。药物涂层支架是将药物直接或与聚合物基质混合后涂布于支架表面，使支架成为一个局部药物缓慢释放系统，有助于防止血管内再狭窄和再次闭塞。裸支架的优点是价格较低，术后抗血小板药物服用时间短，通常为6个月左右；缺点是再狭窄机会较药物支架明显增加。药物涂层支架的优点是能够明显降低冠心病介入治疗术后再狭窄发生率；缺点是价格昂贵，抗血小板药物服用时间长，至少为1年，晚期血栓发生率高。

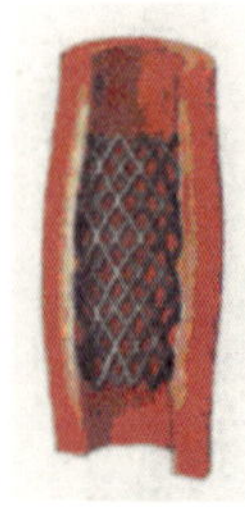

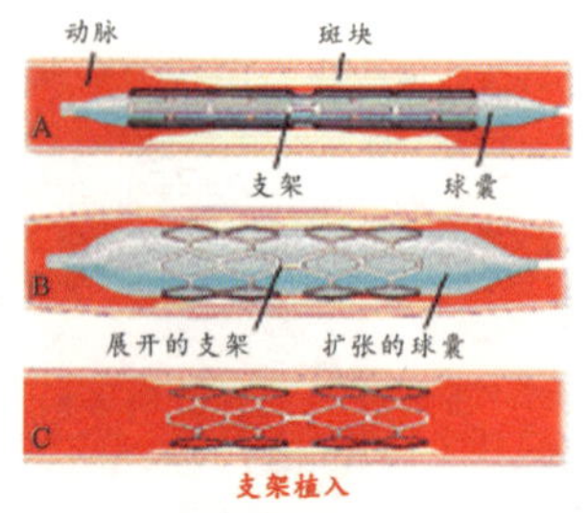

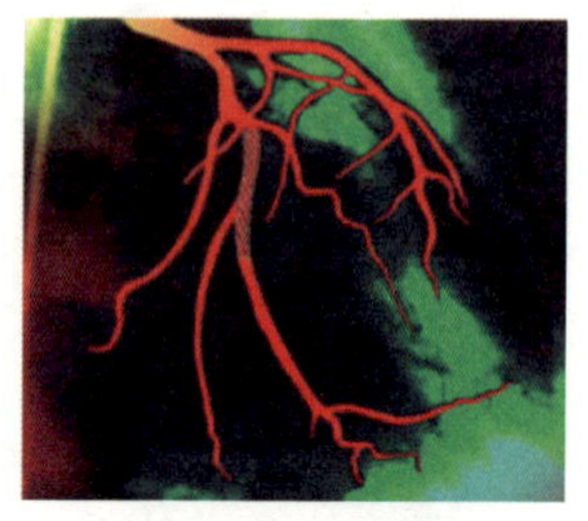

建议：应该放哪一种支架，医生会根据患者冠状动脉病变的具体情况和患者的经济承受能力来决定。患有糖尿病、小血管病变、复杂病变、长病变，慢性完全闭塞，血管分叉部、大隐静脉移植物血管病变以及支架内再狭窄者，使用药物支架效果好一些；而经济困难，血管病变短、血管较粗不容易发生再狭窄的患者，或者患者高龄以及有高出血风险，用价格较低的裸支架比较好。

92. 国产支架和进口支架有何区别？介入治疗中如何选择？

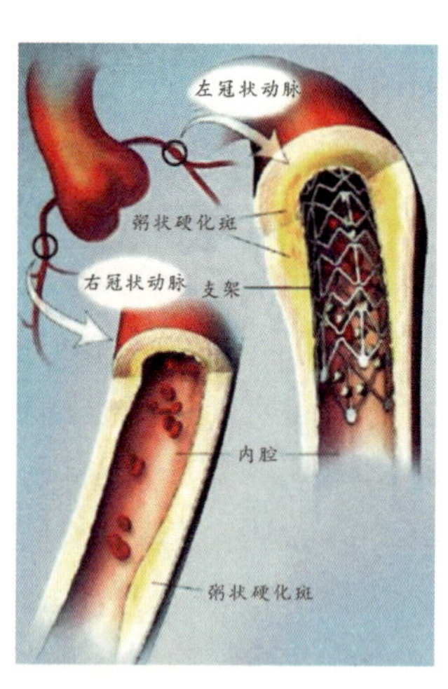

既往心血管介入治疗中的支架均为进口，价格较昂贵。近些年来，国内微创公司的 Firebird 支架、乐普公司的 Partner 支架、吉威公司的 Excel 生物可降解聚合物载体支架和大连根艺药物涂层支架等以其较高的性价比越来越多地在我国得到应用。很多临床试验均证实国产支架在使用性能、介入治疗术后心脏事件发生率、再狭窄的发生率及支架血栓形成上，与进口支架已无明显差异，进一步的大规模临床试验尚在进行中。同时国产支架较进口支架有价格上的优势。目前，药物支架中，只有乐普 Partner 在直径上达到了 4.0mm，在长度上达到了 36mm，这样的型号跨度为国产支架开辟了更广阔的应用领域。同时，吉威公司的 Excel 生物可降解聚合物载体支架，在理论上降低了再狭窄发生率的同时，又有效地降低了支架术后亚急性血栓形成和血管瘤的发生率。目前在介入治疗中，因为进口支架制作工艺较为成熟，如患者经济条件好，病变为再狭窄高危者，可考虑植入进口支架；对于一般的狭窄病变，国产支架与进口支架已无大的区别，而在管径偏小的血管病变中，国产支架甚至还占有一定的优势。

93. 介入治疗后应该服用哪些药物?

冠心病支架术后患者应该服用的药物有：

（1）阿司匹林肠溶片：如无禁忌必须服用，而且应终身服用，剂量为每天 100mg。

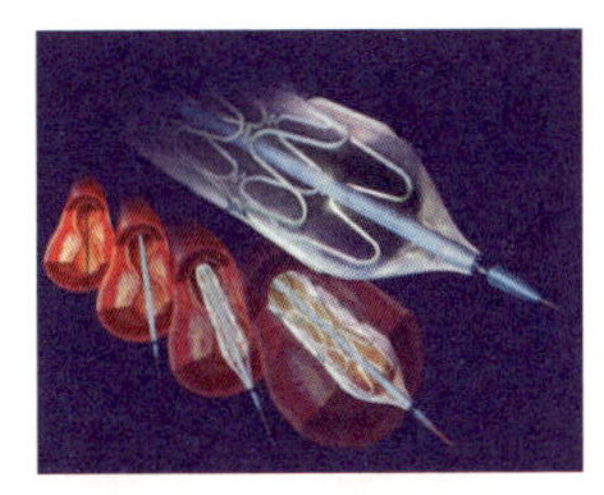

（2）氯吡格雷片：每天 75mg，如果植入的是药物支架，目前认为应至少服用一年；如果有条件，或属高危患者，应该服用更长时间，这点非常重要；植入裸支架的患者也应服用一年以上。

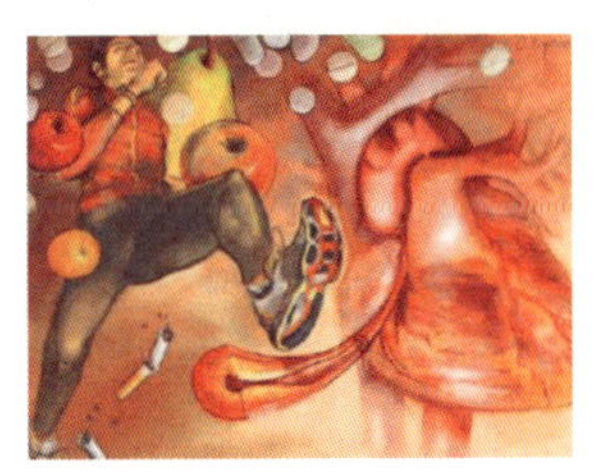

（3）他汀类药物：对冠心病患者来说不仅能降脂，而且能稳定斑块，延缓动脉粥样化进展；不要单纯根据血脂的指标来判断用还是不用，而应该在医生的指导下应用。

（4）硝酸酯类药物：根据血管开通的情况决定是否应用，并根据病情选用降压、降糖及其他药物。

94. 什么是主动脉内气囊反搏术?

这是一种使冠状动脉的血流量增加和心脏的后负荷下降的装置。其原理为将一个气囊导管放入降主动脉近心端，在心脏收缩期把气

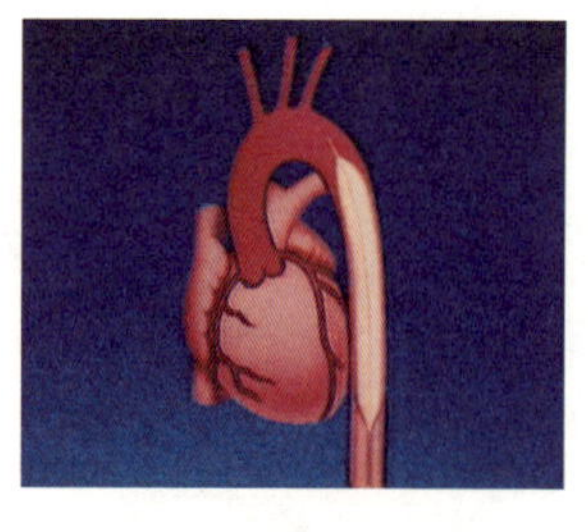

囊内气体迅速放空，造成主动脉压力瞬间下降，心脏射血阻力降低，心脏后负荷下降，心脏排血量增加，心肌耗氧量减少。在舒张期主动脉瓣关闭时迅速充盈气囊，向主动脉远近两侧驱血，使主动脉跟部舒张压增高，从而增加冠状动脉血流和心肌氧供，使全身灌注增加。常用于急性心肌梗死并发心原性休克时。

95. 什么是冠脉搭桥术？适应证有哪些？

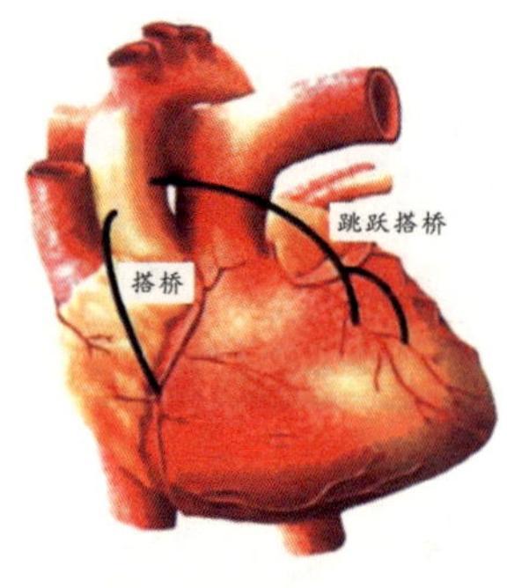

冠心病严重冠脉病变时可以行冠脉搭桥术，行此手术时医生会打开病人的胸腔，露出心脏。然后，医生把从腿上取下的一段静脉或内乳动脉、桡动脉等桥动脉，做一个或多个绕过冠状动脉堵塞部位的旁路，使血流恢复正常。冠脉搭桥术是治疗冠心病的一种积极有效的方法，可延长病人生命，改善患者的生活质量。

适应证：

（1）左冠脉主干病变或两支重要冠脉严重狭窄或三分支病变者。

（2）介入治疗术后反复再狭窄者。

（3）急性心肌梗死行溶栓治疗或介入治疗后仍有持续或反复胸痛者。

96. 冠心病患者如何进行中医治疗？

冠心病在中医中属于胸痹。中医治疗冠心病必须权衡标本虚实和轻重缓急。中医将冠心病分为以下几型，加以区别、辨证施治：

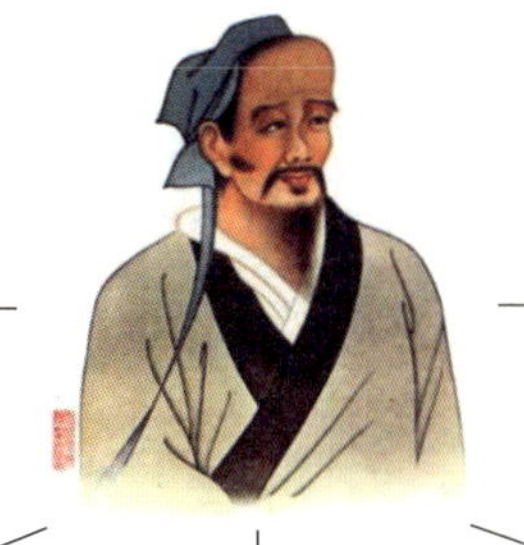

活血化瘀法：
多适用于冠心病之心血瘀阻者，多见胸闷、心痛，疼痛固定，痛如锥刺，舌下有瘀点瘀斑，成药有复方丹参滴丸等。

通阳宣痹法：
适用于外寒内袭或内有阴寒痰湿，症见胸阳痹阻，气机不畅而胸闷心痛，无成药，常用方剂为瓜蒌薤白半夏汤。

芳香温通法：
适用于寒凝血脉之冠心病心绞痛患者，成药有苏合香丸等。

益气养阴法：
适用于冠心病之气阴两虚症，症见胸闷隐痛、时作时止、心悸气短、倦怠懒言等。常用方剂有麦冬汤等。

滋阴潜阳法：
适用于冠心病之心肾阴虚症，症见胸闷且痛，心悸盗汗，心烦不寐，头晕耳鸣等。成药有六味地黄丸、银耳密环菌片等，方剂有六味地黄汤等。

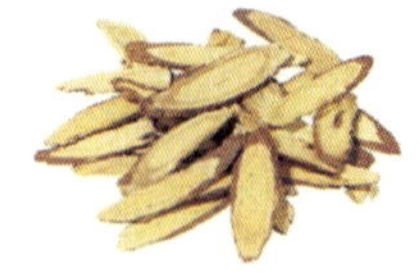

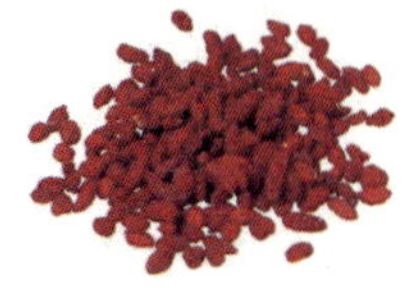

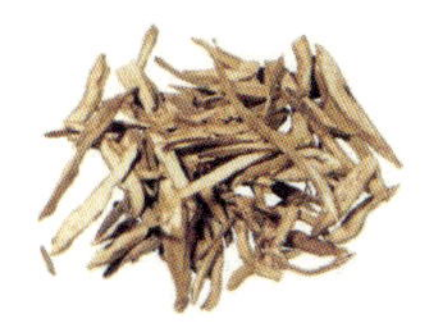

97. 治疗冠心病常用的中成药有哪些?

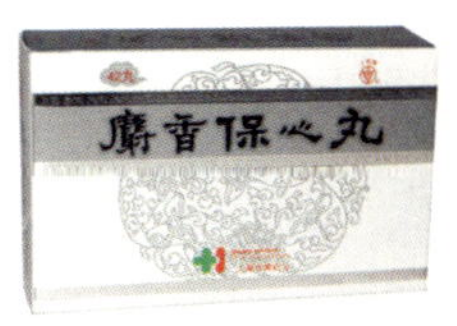

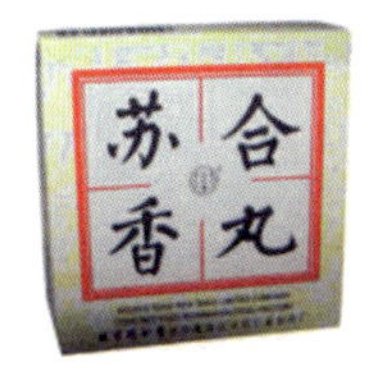

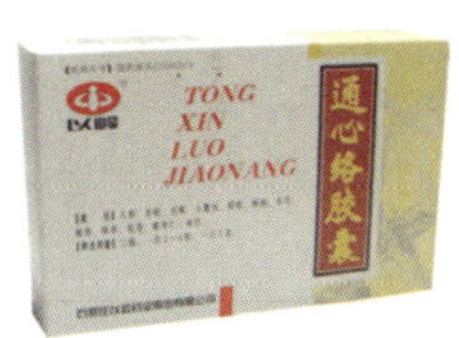

（1）速效救心丸、麝香保心丸：此类药属于活血理气药，可以缓解冠心病心绞痛，用于治疗胸闷、憋气，心前区疼痛，急性发作可舌下含服 10 ～ 15 粒，一般在 5 分钟内心绞痛即可得到缓解。

（2）苏合香丸：为传统名贵中成药，芳香开窍，理气止痛。每次 1 丸，日服 3 次，口含或嚼服。

（3）通心络：有益气活血、通络止痛作用。用于冠心病心绞痛之心气虚乏、血瘀络阻者。口服，一次 2 ～ 4 粒，一日 3 次，4 周为一疗程，

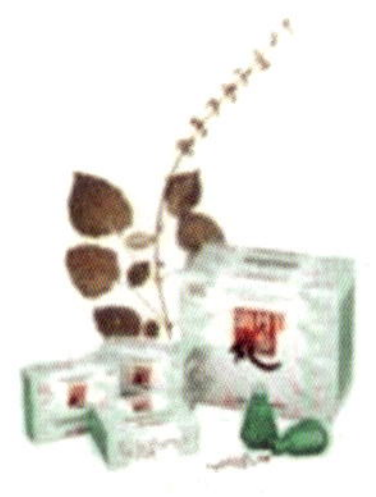

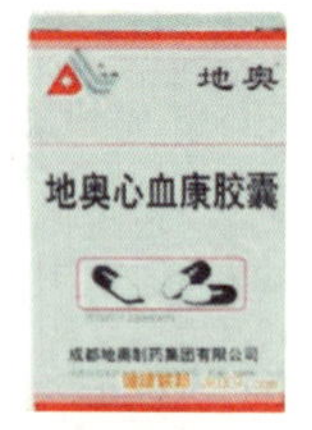

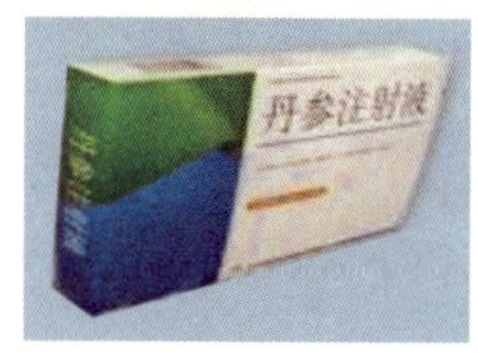

对轻度、中度心绞痛患者可一次2粒，一日3次；对较重度、重度患者可一次4粒，一日3次。

（4）复方丹参滴丸：活血化瘀，理气止痛。用于胸中憋闷，心绞痛。口服或舌下含服，一次10丸，一日3次，4周为一个疗程；或遵医嘱。

（5）地奥心血康胶囊：活血化瘀，行气止痛，扩张冠脉血管，改善心肌缺血。每次1～2粒，每日3次，饭后服用。

（6）复方丹参注射液：20mL/次，每日1～2次，2～3周为一个疗程；参麦注射液：40mL/次，每日1次，7～14天为一个疗程；银杏达莫注射液：20～25mL/次，每日1次，10～15天为一个疗程；灯盏花注射液：12mL/次，每日1次；红花注射液：10～20mL/次，每日1次，15天为一个疗程。

98. 针灸治疗冠心病的机制是什么？应注意哪些问题？

针灸作为中医的独特疗法，其对冠心病防治的疗效是肯定的，可改善冠心病人的冠脉循环和左心功能状态，提高心肌抗缺血性损伤的能力，从而使心绞痛得以缓解。

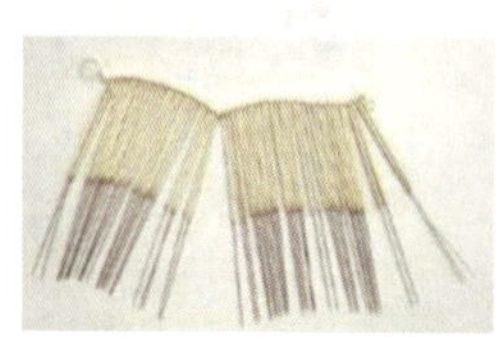

取穴举例：
主穴：神门、劳宫、后溪。
配穴：
心俞、通里、郄门、内关、大陵、厥阴俞、膻中、至阳、涌泉。
疗程：
每日针灸1次，10～12天为1疗程，疗程间休息3～5天，一般观察3个疗程。

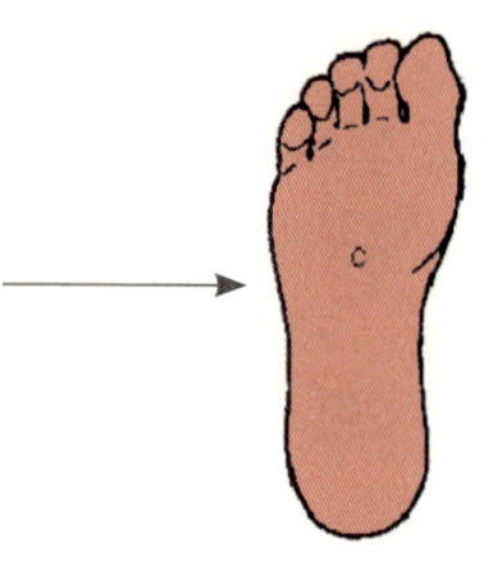

注意事项：

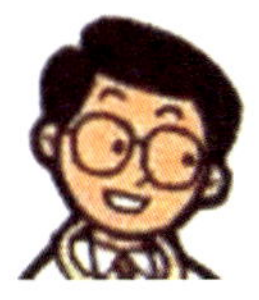

（1）过于饥饿、疲劳、精神高度紧张者不宜针刺；体弱者刺激不宜过强，并应平卧位治疗。

（2）避开血管针刺，防止出血，有凝血功能障碍者不宜针刺。

（3）皮肤上的感染、溃疡等部位不宜针刺。

（4）防止气胸，防止损伤重要脏器。

（5）防止晕针、滞针、弯针、断针。

（6）防止血肿，一旦出现可先冷敷止血，后予以热敷消肿。

99. 拔罐可以治疗冠心病吗？

拔罐疗法是以罐为工具，利用燃烧排空气体，造成负压，使罐吸附于放罐部位，产生强热刺激并造成淤血现象的一种疗法。该法具有疏通经络、消瘀活血、扶正祛邪的作用。

常用穴位：
①膻中、足三里、中脘、巨厥；
②心俞、厥阴俞、神道。
两组穴交替使用。

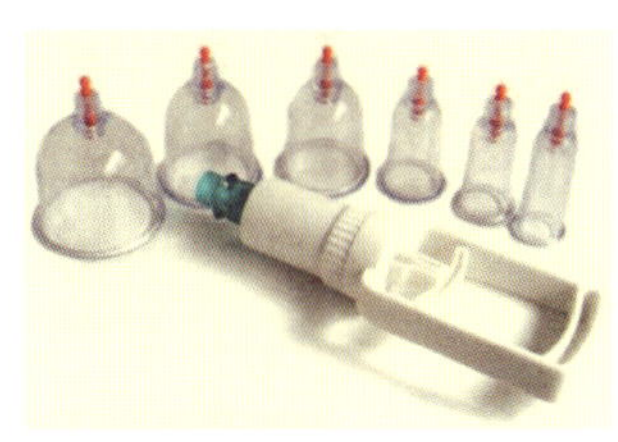

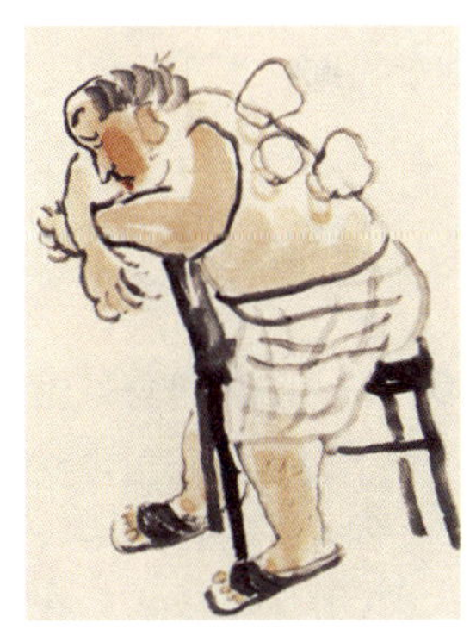

100. 推拿或按摩可以治疗冠心病吗？应注意哪些问题？

推拿或按摩是指病人或医师用手在患者特定体表部位或穴位施行按、压、揉、摩、推等手法以达到治疗目的的方法。

治疗冠心病的有效穴位及按摩手法简介如下：

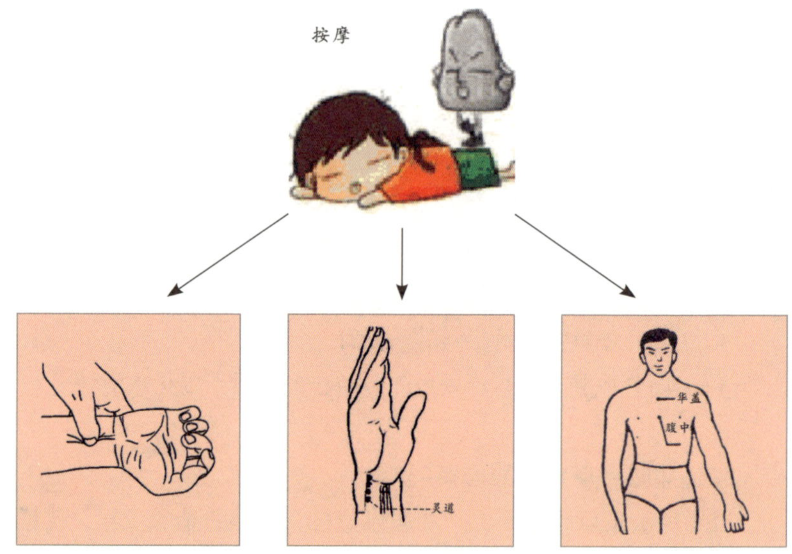

注意事项：

（1）推拿过程中随时注意患者对手法的反应，以便及时调整手法的刺激强度。

（2）心绞痛发作时手法不宜过重，以患者感到酸胀为宜。

（3）急性心肌梗死或心衰时不宜进行推拿治疗。

101．冠心病的药茶验方有哪些？

药茶疗法是指将某些中药加工成茶剂。常用的用于防治冠心病的药茶验方有：

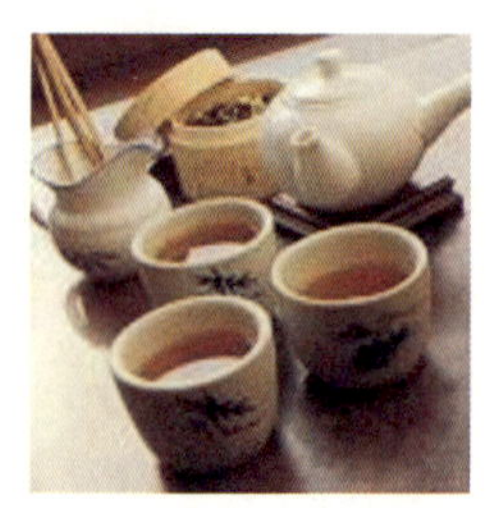

方 1　山楂益母茶

组成：山楂 30g，益母草 10g，茶叶 5g。

用于冠心病心血瘀阻者。

方 2　山楂菊花茶

组成：山楂 10g，杭菊花 10g，茶叶 10g。

用于冠心病血压升高者。

方 3　丹参茶

组成：丹参 9g，绿茶 3g。

有养血活血作用，用于冠心病瘀热痰阻者。

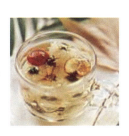

方 4　银杏叶茶

组成：银杏叶 5g，绿茶 10g。

有活血化瘀作用，用于冠心病血压升高者。

方 5　玉米须茶

组成：山楂 50g，荠菜花 50g，玉米须 50g，茶树老根 50g。

用于冠心病心衰者。

方 6　冠心袋泡茶

组成：茉莉花 1.5g，川芎 6g，红花 1g，素馨花 6g，茶叶 15g。

用于冠心病心绞痛者。

102. 冠心病的药膳验方有哪些？药膳治疗应注意什么？

方 1　加味桃仁粥

组成：桃仁 21 枚，生地黄 30g，梗米 100g，桂心 10g，生姜 2 片。

用于治疗冠心病心绞痛气滞血瘀者。

方 2　黑木耳羹

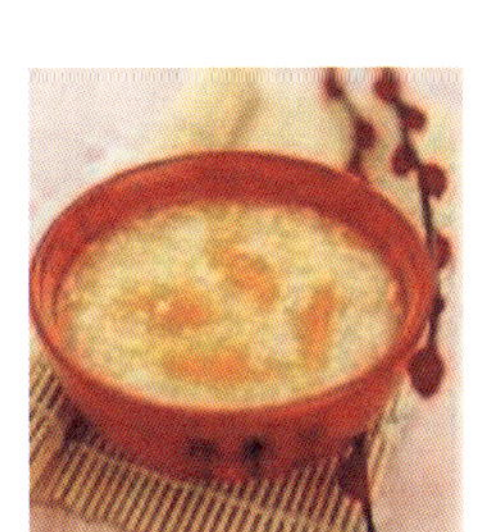

组成：黑木耳 6g，白糖少许。

用于治疗冠心病、高血压、高脂血症气滞血瘀者。

方 3　猪肉炒山楂

组成：猪肉 750g，山楂 250g，调料适量。

用于冠心病心脾两虚者。

方 4　三七红枣鲫鱼汤

组成：三七 15g，红枣 15 枚，鲫鱼 1 条，陈皮 5g。

用于冠心病心绞痛或心律失常者。

方 5　薤白粥

组成：薤白 10g，粳米 50g。

用于冠心病心绞痛者。

方 6　桂心粥

组成：桂心 1 ～ 2g，茯苓 10g，粳米 50 ～ 100g。

用于冠心病心绞痛者。

方 7　何首乌粥

组成：何首乌粉 25g，红枣 2 枚，粳米 50g，莲子粉 20g。

用于冠心病心肾阴虚者。

药膳疗法安全有效，易于为患者接受，但在应用药膳疗法时，应注意下列问题：

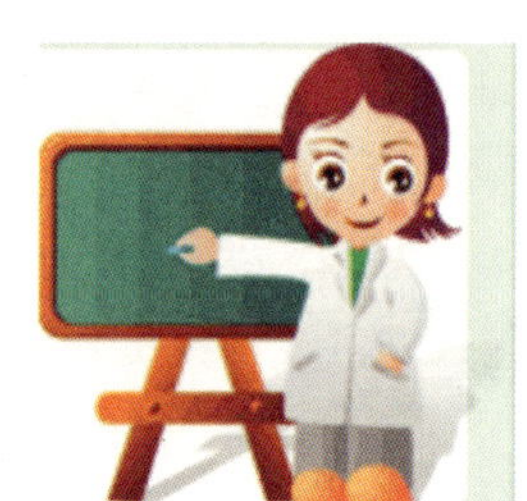

（1）应注意药膳的治疗效果是有限的，作为辅助疗法，可增强体质、减轻症状和稳定病情，但不能替代药物治疗。

（2）药膳治疗应因人而异，辨证选用。

（3）选用药膳时应注意配伍禁忌。如甘草、黄连、桔梗、乌梅忌猪肉；薄荷忌鳖肉；茯苓忌醋；鳖血忌苋菜；鸡肉忌黄鳝；蜂蜜忌葱；白术忌大蒜；人参忌萝卜；等等。

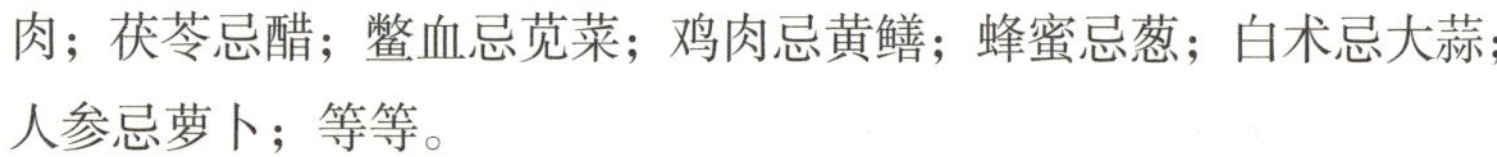

（4）选用药膳时应注意原发病。如冠心病患者宜低脂饮食，伴高血压和水肿者，应低盐饮食；糖尿病患者不宜过多进食糖和淀粉。

院内护理篇

103. 急性心梗患者住院后应注意什么？

急性心梗患者住院后，应卧床休息，进行心电监护和必要的血液动力学监测。具体应注意下列问题：

（1）睡硬板床，保持室内环境整洁和安静。

（2）低流量（2 ～ 5L/ 分）鼻导管吸氧。

（3）避免环境刺激和精神刺激，防止情绪激动，必要时可口服镇静剂，若胸痛可使用止痛剂。

（4）注意日常活动，不能大声说话及用力咳嗽，避免用力屏气。

（5）饮食要求易消化、清淡、少食、多餐，一日可分 4 ～ 6 次进食，切忌暴饮暴食。

（6）严禁吸烟、饮酒。

（7）主动配合医护人员观察病情变化，定时测血压，如实反映症状变化，若有异常及时告知医生。

（8）开始活动时间和活动量要严格按照计划，不可盲目运动。

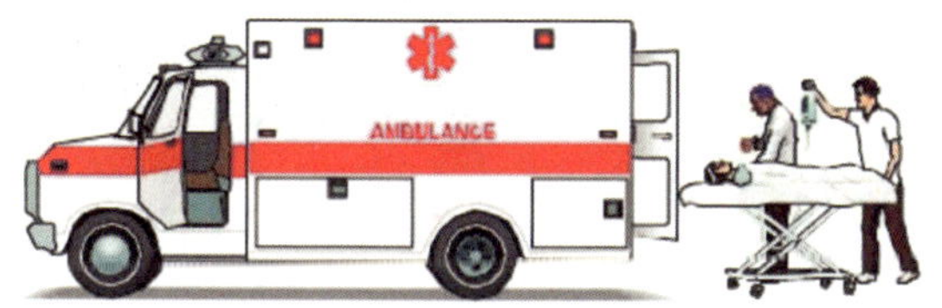

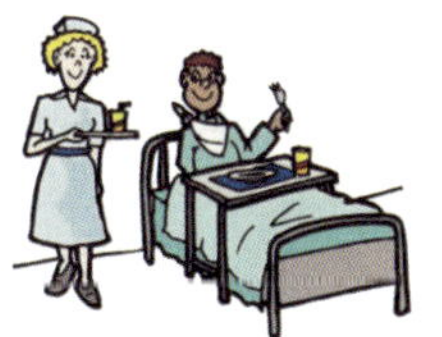

104. 急性心梗患者哪些情况下不宜运动？

急性心梗患者在下列情况下不宜运动：

（1）急性心梗抢救期间或急性心梗发生后的前 3 天。

（2）患者在休息时仍有心前区不适或气促。

（3）持续存在充血性心衰症状和体征，心衰尚未得到控制者。

（4）三支冠脉分支严重狭窄者（80% ～ 90%）。

（5）不稳定型心绞痛近期频繁发作者。

（6）急性心梗并发心肌炎、心包炎者。

（7）巨大室壁瘤者。

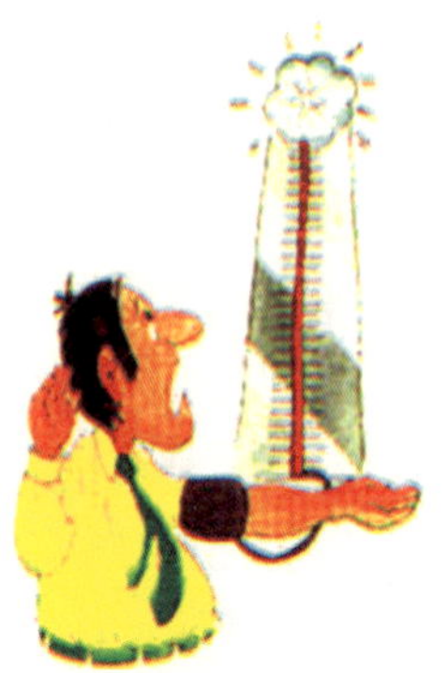

（8）血压 ≥ 180/100mmHg 或 ≤ 90/60 mmHg 者。

（9）新近出现体循环或肺循环栓塞者。

（10）急性感染。

（11）反复出现下列心律失常者：

①Ⅱ度或Ⅲ度房室传导阻滞；

②窦性心率＞ 100 次 / 分；

③频发室早，活动后增加；

④室速持续；

⑤快室率房颤而药物控制不佳者。

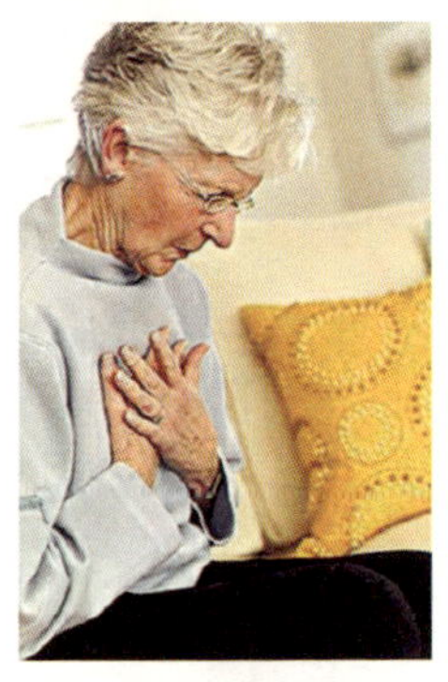

急性心梗患者在下列情况下应停止康复活动：

（1）稍活动即有胸闷等不适感。

（2）活动后出现头晕、头痛。

（3）活动后出现心动过速，心率＞ 120 次 / 分。

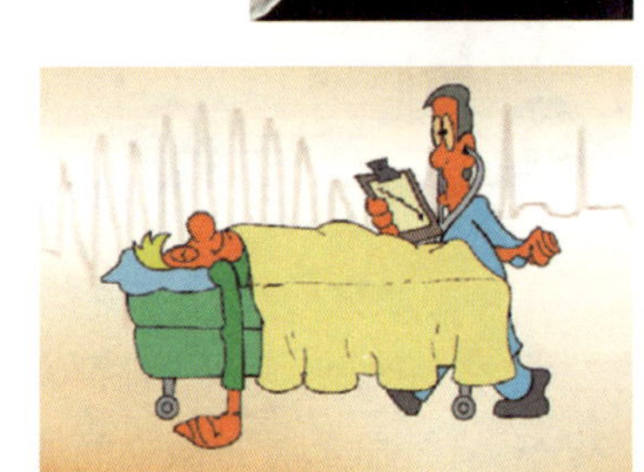

（4）活动后收缩压较原来低 20mmHg。

（5）轻度活动后动态心电图发现 ST 段下降＞ 0.1mV，或抬高＞ 0.2mV。

（6）活动后出现新的心律失常。

105. 急性心梗后如何安排活动？

急性心梗后患者若无活动禁忌证，宜在医师或护士的指导下，早日进行康复活动。康复活动必须强调个体原则。急性心梗后的具体活动见下表：

早期运动和常规运动项目计划表

患病日（天）	早期活动项目	患病日（天）	常规活动项目
1	卧床休息，被动活动肢体5次/天，每次6～12分钟	1～5	绝对卧床休息，被动改变体位，每4～5小时被动活动四肢，每次5分钟
2	床上刷牙洗脸，主动活动；四肢、肩、肘、髋、膝、手曲伸3次/天，6回/次	6	床上刷牙洗脸，主动活动；四肢、肩、肘、髋、膝、手曲伸3次/天，6回/次
3	坐位洗漱、进餐3次/天	7	坐位洗漱、进餐3次/天
4	自动坐位，进餐3次/天	8	自动坐位，进餐3次/天
5	床旁站立5分钟，2次/天，室内床下便器使用	9	床旁站立5分钟，2次/天，室内床下便器使用
6	室内原地踏步30分钟，3次/天，餐后30分钟进行	10	室内原地踏步30分钟，3次/天，餐后30分钟进行
7	室外慢行20m，2次/天，有家属在旁能自己如厕	11	室外慢行20m，2次/天，有家属在旁能自己如厕
8	步行50m，3次/天	12～15	步行50m，3次/天
9～12	步行100～200m，2次/天	16～20	步行100～200m，2次/天

注：①每天活动在前一天基础上进行，医务人员在旁指导并进行监护，以确保安全；②早期再灌注治疗的患者早期运动有助于体力的恢复，未进行早期灌注的病人根据情况实行早期或常规运动。

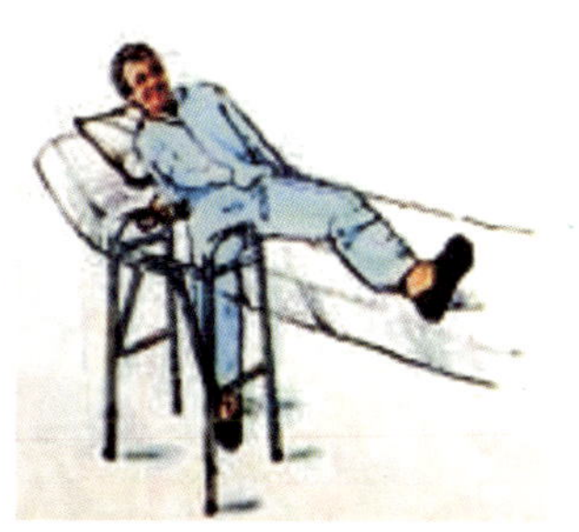

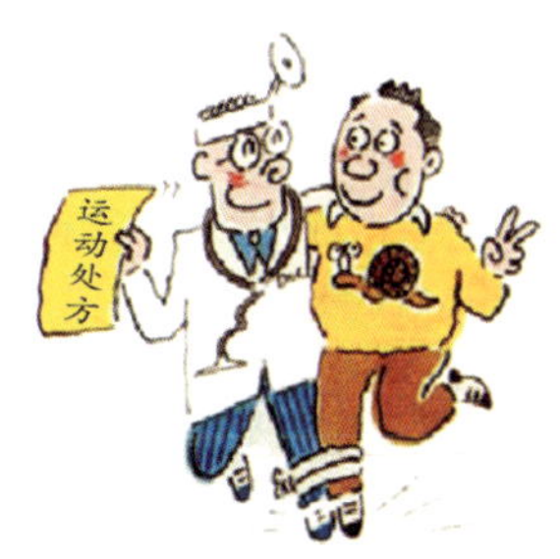

106. 急性心梗患者大便时应注意什么?

急性心梗病人由于卧床,消化功能减退,加之少食和使用杜冷丁、吗啡等止痛剂,其胃肠道功能受抑制,因而易便秘。所以,冠心病患者应从以下几方面着手,来保证大便通畅:

(1)注意多饮水,每日饮水量在2000mL左右。

(2)多吃蔬菜、水果等富含纤维素的食物,特别是香蕉、梨、桃、橘子、芹菜、韭菜、菠菜、小白菜等。

(3)适当进食粗粮也有利通便,如糙米、玉米、全麦粉、红薯等。

(4)指导病人养成定时排便的习惯,可在晨起、早饭后或睡前等时间大便。

(5)急性心梗发生后的一个月内,可每日使用泻药,如苁蓉通便液、果导片、番泻叶等,以利大便通畅。

(6)适当进食一些润滑肠道和软坚通便的食品,如香油、蜂蜜、核桃仁等。

(7)坚持适当的体能锻炼,增强胃肠运动,增强胃肠道分泌,有助于排便。运动方式因人、因病而异,如做腹部环行按摩,轻压肛门后部,通过局部刺激促进肠蠕动。

(8)消除病人的紧张心理,对于床上排便者,应给予床帘遮蔽,防止外界干扰。

(9)不喝茶水,因茶叶中含鞣酸,有收敛作用,可使大便干燥。不吃不利于大便的食物,如高粱米、柿子等。避免使用不利于大便的药物,如阿托品、普鲁本辛、四环素、铋剂、山莨菪碱等。

(10)介绍几种通便疗法:

①蜂蜜2～3汤匙,开水冲服,每天空腹1次,亦可加香油1汤匙;

②每日晨起饮300mL温开水或淡盐水;

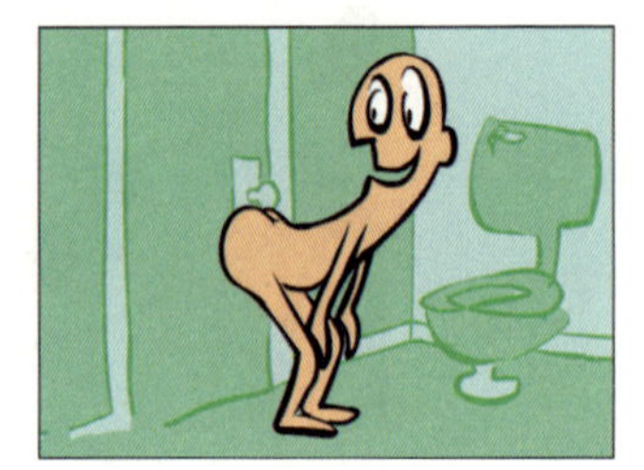

③番泻叶1～3g,代茶冲饮,必

要时用 3 ～ 5g；

④肥皂条（4cm × 1cm × 1cm）塞肛；

⑤麻仁丸 20 ～ 30 粒，每日 2 ～ 3 次；

⑥牛黄解毒片 1 ～ 2 片，每日 2 ～ 3 次；

⑦开塞露塞肛，5 ～ 6 分钟后解大便；

⑧肥皂水灌肠，肥皂 2g 加水 200mL，温度 38 ～ 39℃。

107. 探视急性心梗患者应注意什么？

急性心梗患者住院初期，家属和亲朋好友应配合医师的治疗和抢救，严格限制探视患者，以保证患者有足够的时间调养精神和保存体力，同时有利于医师的临床工作。探视或陪视人员应注意下列问题：

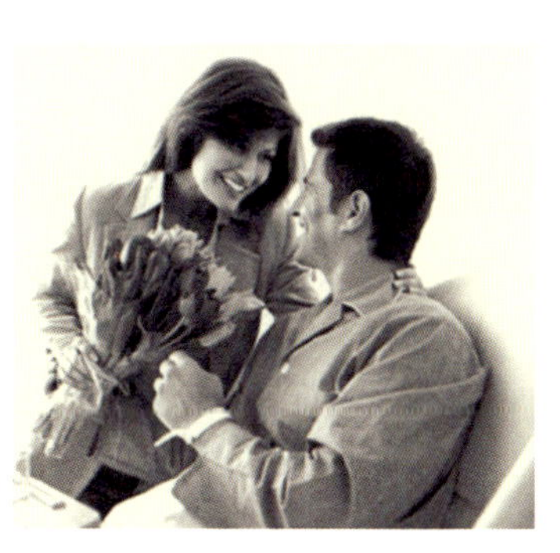

（1）不要在患者面前表现出忧伤和焦虑的情感，以免患者感到恐惧和不安，从而加重病情。

（2）不要与患者谈及易激动、兴奋或生气的事情和话题，以免患者因情绪波动而加重病情。

（3）注意谈话的艺术性，多安慰患者。

（4）与患者谈话的时间不宜过长。

（5）从家里带来的食品，须经医护人员允许后方可给患者食用，并且不可让患者多吃、快吃。

（6）可给患者带一束鲜花（花粉过敏者除外），或让患者听一些轻快、欢愉的音乐，或给患者读点有意义的书，但应注意时间不宜过长。

（7）久别重逢的亲朋好友应特别注意，千万不能让患者处于疲劳和持续兴奋状态，否则有可能导致病情加重。

（8）出院前一天应特别注意患者的情绪变化，因为临床上常有患者在出院的前一天晚上发生意外。

108. 急性心梗患者为何不宜长期卧床?

（1）影响呼吸功能，使肺通气功能减弱，易致局限性肺不张和肺炎，也可造成压力性损伤并发感染。

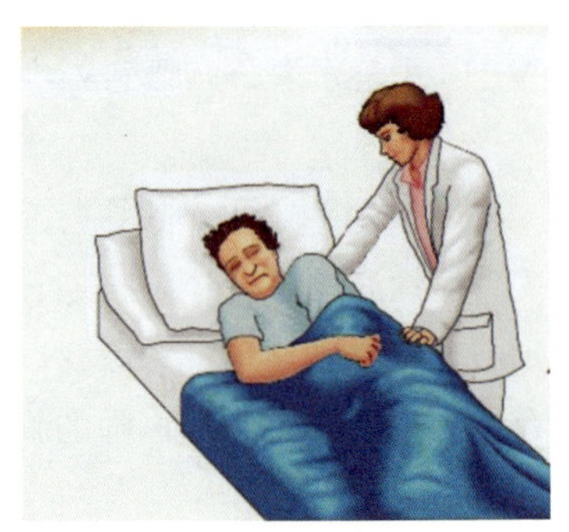

（2）使机体的抵抗力下降，容易引起真菌、病毒感染或二重感染。

（3）发病后卧床 3 周以上，体力活动量将下降 20% ～ 25%，心搏量也降至最低水平，最大氧耗量从 5L/ 分降至 3.5L/ 分以下。

（4）卧床 7 ～ 10 天后，血容量可减少 700 ～ 800mL，从而可致直立性低血压和反射性心动过速。

（5）长期卧床可致消化不良，胃肠道蠕动减少，出现腹胀、便秘、食欲下降等，便秘对急性心梗患者来说是极危险的，用力屏气排便可致心衰出现或心衰加重、猝死、室壁瘤形成、心脏破裂和严重心律失常。

（6）长期卧床使血容量减少、血黏度增高，加之下肢活动减少，故易致下肢和肺血管血栓形成或栓塞。

（7）长期卧床可致废用性肌肉萎缩、骨质疏松、关节僵硬等。

（8）长期卧床可致患者心智活动减退、精神压抑，以致发生性格变异和痴呆等。

109. 吸氧对急性心梗的治疗有什么作用?

急性心梗早期，患者常有不同程度的动脉低氧血症，可出现呼吸困难。这是由于细支气管周围水肿使小气道狭窄，气道阻力增加，

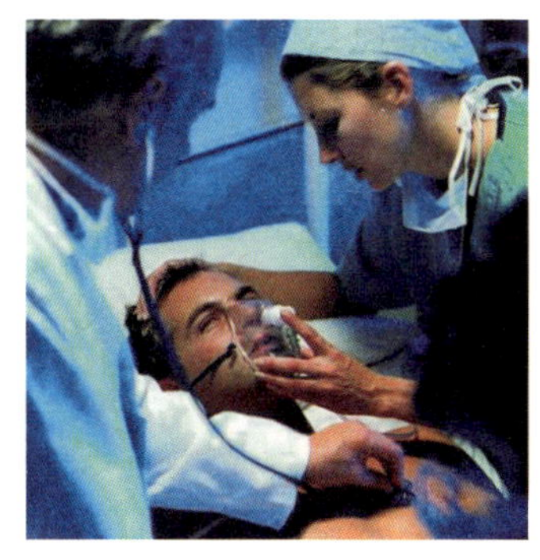

氧流量减少，导致局部换气量减少，这在两肺底最为明显。可在发病早期给予鼻导管吸氧 24 ～ 48 小时，每分钟 3 ～ 5L。急性心梗患者吸氧有利于氧气的氧合和交换，可减轻气促、疼痛和焦虑症状。急性心梗并发左心衰、肺水肿、休克或心脏破裂、心包填塞等并发症时，单纯鼻导管吸氧则难以纠正严重的低氧血症，此时应立即进行面罩吸氧和机械通气。

持续吸氧，吸氧时间：开始 3 ～ 5 天，宜持续吸入高流量，病情稳定后改为低流量，总吸氧时间 7 ～ 10 天。对于严重缺氧而呼吸交换尚可的患者，可予面罩吸氧。

给氧的作用为：

（1）限制梗死面积扩大。

（2）使病人镇静，消除或减轻患者的焦虑恐惧心理。

（3）减轻胸痛、呼吸困难和发绀的程度，减少并发症的发生。

110. 急性心梗溶栓过程中应如何护理？

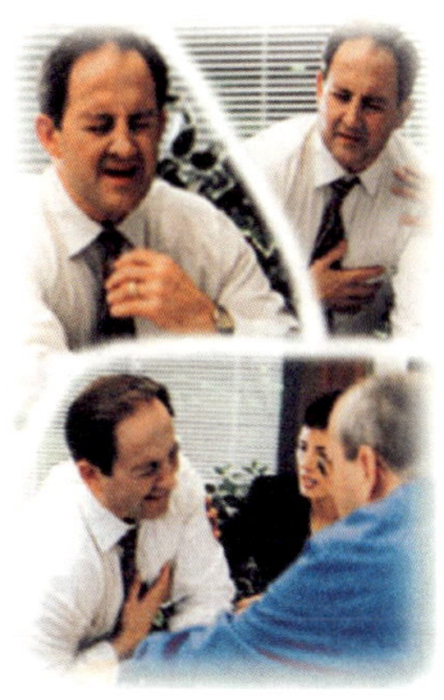

（1）心理护理：消除患者焦虑、恐惧、紧张、悲观等心理，简要地向患者解释病情，说明应用溶栓治疗的意义，劝导患者积极配合各种治疗、护理及检查。

（2）嘱咐病人绝对卧床休息，给予氧气吸入 4 ～ 6L/ 分，进行心电监护，抽血检查血常规、血小板、出凝血时间，配血备用，静脉留置针管建立静脉通路，常规备好除颤仪、心电图机、血压计、利多卡因、多巴胺、阿托品等抢救用品。

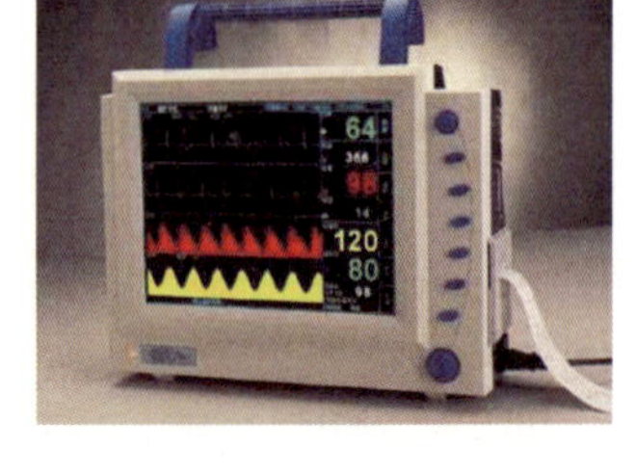

（3）症状和体征：经常询问患者胸痛有无减轻及减轻的程度，仔细观察皮肤、黏膜、咳痰、呕吐物及尿中有无出血征象。

（4）心电、血压监测：注意有无心律失常、低血压发生。

（5）对于使用肝素者应监测凝血时间，查 KPTT 并调整肝素剂量使 KPTT 达正常对照的 1.5 ～ 2.0 倍。观察 CK、CK-MB 和肌钙蛋白的变化。

111. 急性心梗合并房室传导阻滞的患者植入临时起搏器后应如何管理?

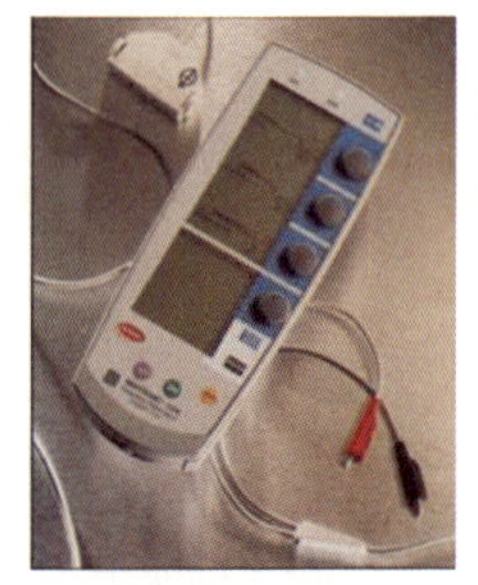

（1）安装起搏器后，令患者左侧卧位 15°，平卧位 30°，尽量减少手术部位的肢体活动。

（2）心脏内导联的机械刺激作用：有无胸痛、心包摩擦音，必要时超声心动图评价，有无室性心律失常。

（3）起搏器导联的电活动：至少每天一次观察起搏阈值、感知，检查与外部起搏器的连接是否有脱落，以及起搏器电池情况。

（4）感染和血栓形成：注意穿刺部位的清洁，有无发热；注意足背动脉搏动和下肢水肿情况。

112. 急性心梗合并心律失常的患者应注意什么?

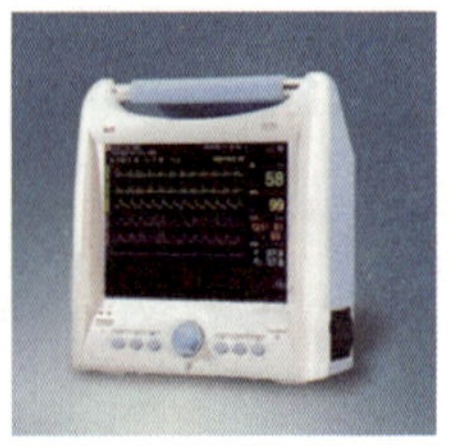

心肌梗死后合并心律失常是其三大严重并发症之一，如不加注意就有可能造成意外。护理中应注意：

（1）患者一经确诊或高度怀疑为急性心肌梗死后，应准备好抢救药物（如利多卡因、心律平、硫酸镁、阿托品等）及设备（除颤仪）。

（2）监测心律、心率、血压等。

（3）一旦发现监护仪上出现室颤或快速室性心动过速，同时有血流动力学改变者，一边要紧急通知医生，一边立即准备除颤。

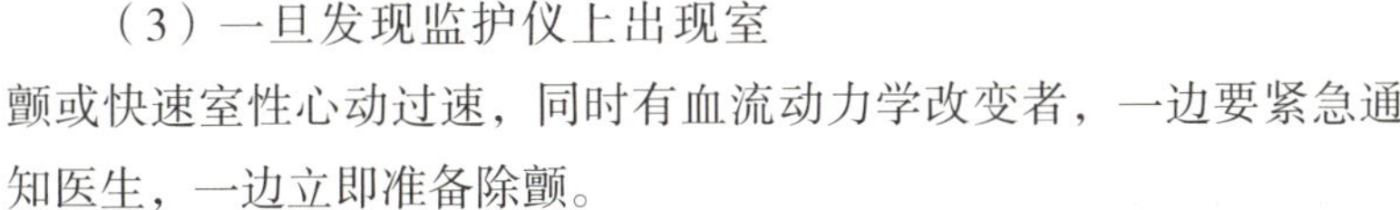

（4）正在使用抗心律失常药物的患者应注意药物副作用及药物对局部的刺激。

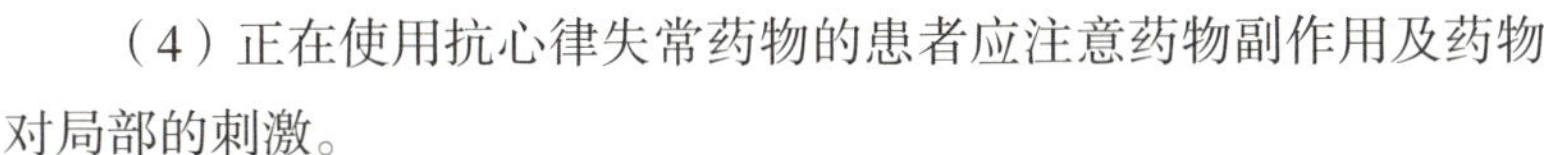

113. 急性心梗合并糖尿病的患者应注意什么？

（1）严密观察病情，警惕冠状动脉进一步缺血：急性心梗合并糖尿病患者出现胸痛症状明显减少，因此必须密切观察。

（2）加强心电监护，观察心率、心律紊乱情况；备好各种药品和除颤、起搏装置。严密观察面色、四肢温度、湿度及血压变化。

（3）严密监测血糖、尿糖、尿酮、血气指标，并注意呼吸的频率及气味。

（4）严格无菌操作，加强环境消毒，进行皮肤和口腔护理，在行导尿等操作时必须严格无菌操作；注意留置针输液护理，并定期更换；同时，加强空气和地面消毒。

（5）合理饮食：急性心肌梗死患者一般需要卧床休息，每日摄入热量为104.5～125.4kJ/kg（理想体重）。其中，糖占总热量的50%～60%，蛋白质占总热量的12%～15%，脂肪占总热量的30%～35%。

（6）关爱患者，进行心理健康指导；心理应激易诱发血糖升高、各种心律失常，甚至猝死。

114. 急性心梗合并心原性休克的患者应注意什么?

应将心原性休克患者头部及下肢分别抬高 30° ～ 40° ，给予高流量吸氧，密切观察其生命体征、神志、尿量，必要时留置导尿管观察每小时尿量。保证静脉输液通畅，有条件者可通过中心静脉或肺微血管楔压进行监测。应做好患者的皮肤护理、口腔护理，按时翻身，预防肺炎等并发症，做好 24 小时监测记录。

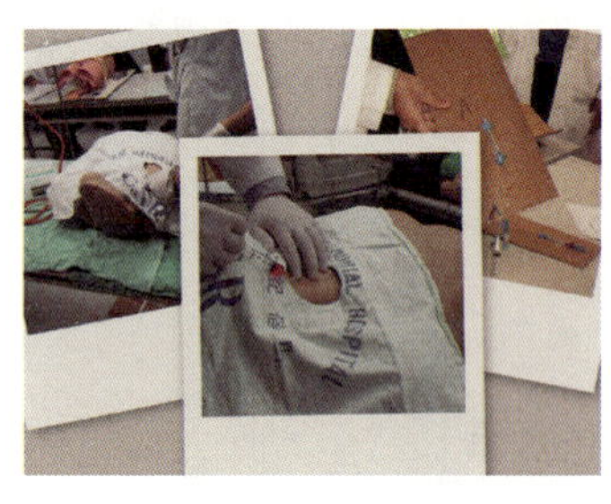

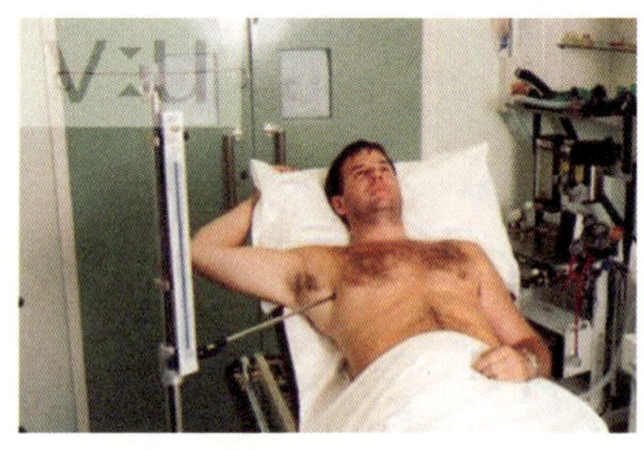

115. 介入治疗后患者常见哪些症状?如何护理?

患者常会出现下述症状：

（1）腹胀：大部分患者介入手术后都会出现。原因有卧床引起胃肠蠕动减慢，进食不易消化食物，原有胃肠病变，手术消毒时受凉，手术过程中出汗较多，一冷一热，等等。

（2）腰痛：卧床时间过长会出现腰痛。此外，进行冠心病介入治疗的患者，往往年龄较大，多数合并骨质增生和腰椎病变。

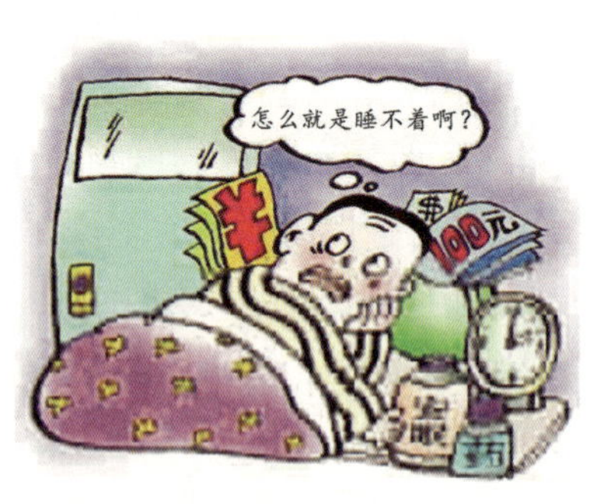

（3）失眠：绝大多数患者在介入手术后失眠。原因有精神紧张、卧床身体不舒服、探视人员多等。

护理及处理方法有：

（1）腹部保暖、腹部热敷及腹部按摩。可用热水袋、热毛巾热敷，也可以肚脐为中心按顺时针方向轻轻按摩；严重腹胀时，可以药物或肛管排气缓解症状。

（2）腰部垫一些柔软、舒适的棉织品，定时做腰部按摩，可以缓解腰痛症状。按摩方法是：将手伸入患者腰部做按、揉、压等动作，每次 3 ～ 5 分钟。此外，对一些症状严重的患者，可以在度过绝对制动期后，让其做一些小幅度的侧身活动，或使用止痛剂、镇静剂。

（3）术后失眠可以引起心率增快、血压升高，不利于身体康复。可以通过自我精神调整、减少探视、保持环境安静解决，必要时可以使用镇静剂。

116. 术后制动患者应该如何“运动”？

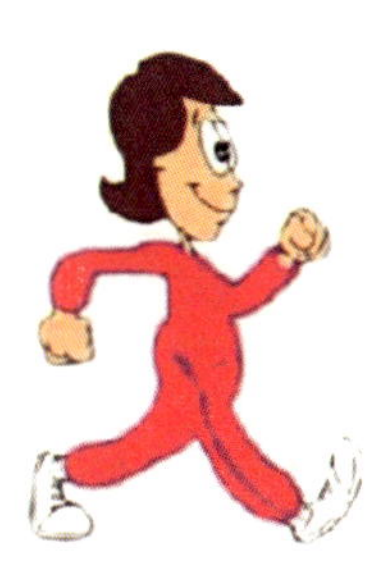

介入手术后身体制动的患者仍应当进行适当的活动，以利于身体恢复及减少并发症的发生。具体方法有：

（1）手术侧肢体制动时，非手术侧肢体可自由活动。

（2）手术侧下肢可稍微外展弯曲。大幅度弯曲或肌肉紧绷不动都是不对的。

（3）手术侧下肢在去除沙袋压迫后可以进行运动，以防止血栓形成。方法为：向脚尖部绷紧肌肉运动和向脚背部勾紧肌肉运动各做数次；转动脚踝部运动数次；膝关节做弯曲与伸展运动。上述运动可由病人自己完成，也可以由家属帮助完成。但是，对于有下肢静脉曲张或静脉炎的患者，一定不要用力按压、挤捏下肢。

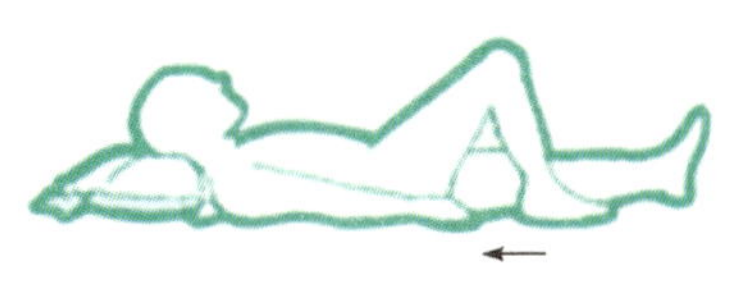

117. 冠心病介入治疗术后拔出鞘管前应观察什么？

绝大多数的冠心病介入治疗是经桡动脉途径进行的，护理相对比较简单。对于经股动脉的PCI术患者，在鞘管未拔除前，穿刺一侧下肢应绝对制动，有时可见覆盖穿刺部位的敷料被浸透。通常渗血都不严重，不必处理；但如果渗血较严重，还是应请医生及时处理（或更换敷料，或提前拔除鞘管，或更换大一号的鞘管）。所以，应特别注意观察敷料的渗血情况。此外，介入治疗术后的一些并发症常发生在24小时内，因此，医护人员会严密观察心电图、心律、血压等生命体征的变化。在此期间，若有胸闷、胸痛的症状，应及时告诉医生。还应注意是否有寒战、发热、全身皮疹等反应，因为极少数患者在注射造影剂后会发生过敏反应，通常医生及时给予氟美松等药物治疗后，过敏反应会很快缓解。

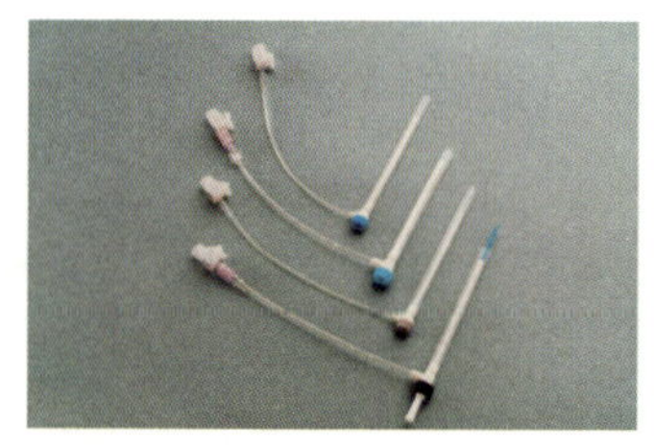

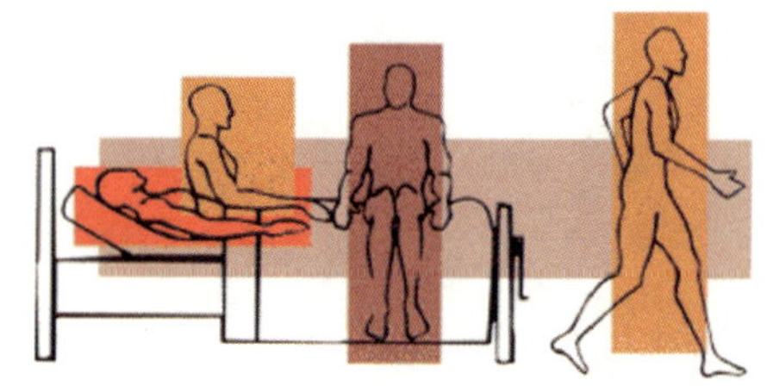

118. 冠心病介入治疗术后拔鞘时应如何预防迷走反射的发生?

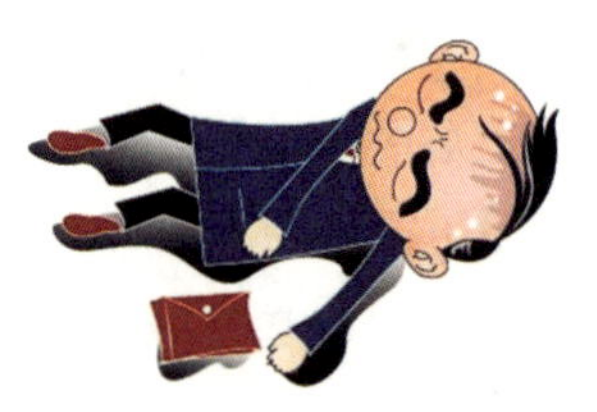

拔出鞘管时，各种因素（如疼痛、恐惧、看到出血等）都会刺激大脑的神经中枢，通过增加迷走神经张力，导致血压下降，脉搏减慢。病人感到胸闷、心悸、恶心、出大汗，医学上称为“迷走反射”。迷走反射发生时，血压很低，严重时可危及生命，但通过积极配合医生和采取必要的预防措施，完全可以避免。首先，医生拔出鞘管时会局部注射麻药，患者不会感到疼痛；其次，术后适量饮水、适当补液，拔出鞘管时不要过分紧张忧虑，感到恶心、头晕时及时告诉医生，医生会及时给予阿托品等药物治疗，避免迷走反射的发生。

119. 冠心病介入治疗术拔鞘后对局部应注意观察什么?

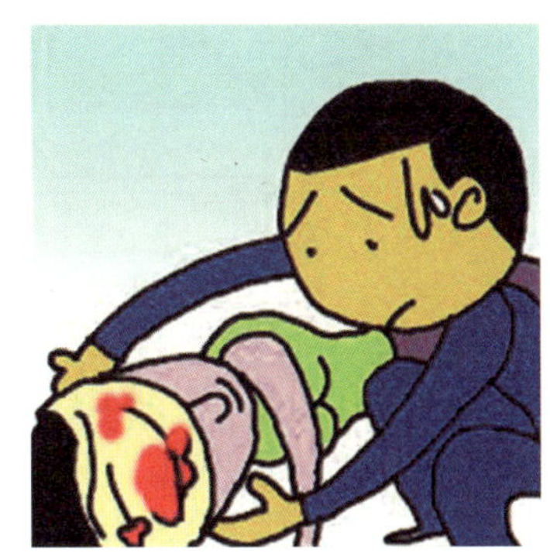

拔出鞘管后，介入手术的穿刺点需要用弹性胶布、胶布或绷带进行加压包扎。在包扎未解除前，需要观察伤口局部有无渗血。如包扎的敷料渗血，应及时通知医护人员。此外，还要注意包扎侧肢体的颜色、足背动脉搏动、有无明显发凉或疼痛等异常现象。在解除加压包扎后48小时内尚须注意局部有无血管杂音。从桡动脉穿刺进行的介入治疗，虽然有卧床时间短、易压迫出血的优点，但由于手部血管分布的特殊性，若术后处理不当，易引起手部血液循环障碍，严重者还会发生手部缺血性坏死。因此，应特别注意观察局部手指的色泽、手指温度、手指腹部的张力等情况。当然，医护人员也会对这些情况进行严密的观察。

120. 冠心病介入治疗术后48小时内会有哪些不适？可采用哪些办法减轻不适?

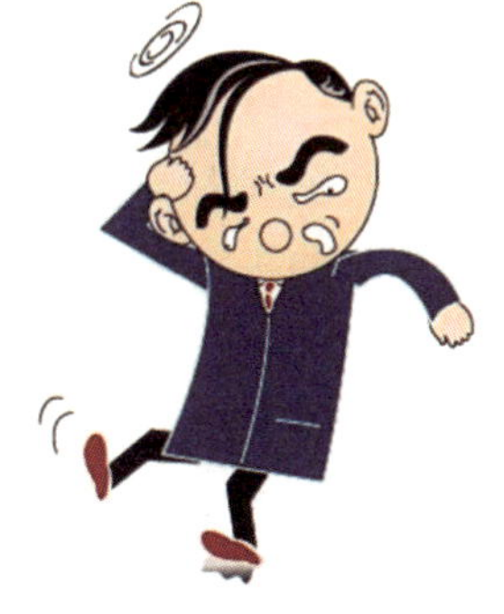

冠心病介入治疗术后48小时内，由于要求患者平卧，术侧下肢伸直，制动，大多数患者都会有腰痛、腰酸、腹胀、失眠等不适。可以采取以下一些方法减轻这些不适：

首先，应学会全身放松，确信这些症状在下床活动后很快就会缓解，解除心理上的紧张和恐惧。可适当活动对侧肢体。尽可能早地进行床上活动，可采取平卧与侧卧交替的体位。其次，应用气垫床、靠垫，或利用松弛技巧做缓慢的深呼吸，使全身肌肉放松。还可进行热敷、针灸、按摩，或给予镇静止痛药物等。

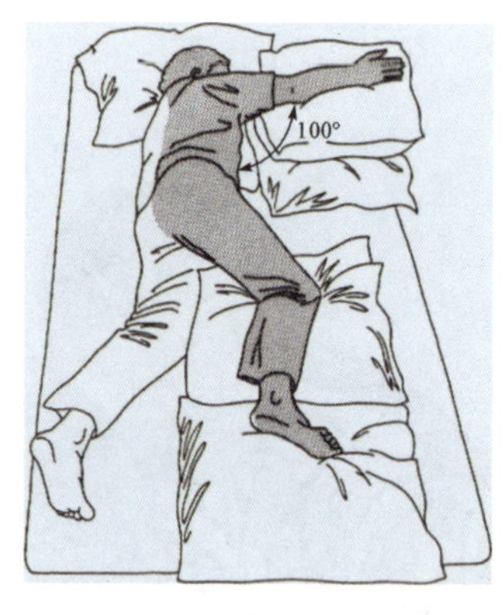

由于术后要求绝对卧床，部分患者会出现排尿困难、尿潴留，对此可采用诱导排尿的方法，如用温水冲洗会阴部，听流水声，热敷、按摩膀胱并适当加压等方法，患者则应主动配合。通过这些方法，大多数患者都能自行排尿。以上方法都无效时可行导尿术。此外，术前训练患者床上大小便也是很重要的。

121. 冠心病介入术后如何安排第一天活动量?

第一天应绝对卧床，在护理人员帮助下进食；穿刺部位加压包扎 12 小时，被动活动关节、大肌群；在病情稳定后允许听收音机；护士向患者介绍冠心病监护病房（CCU），解除其焦虑；多饮水，4 ～ 6 小时后拔除鞘管，下肢制动 12 小时。

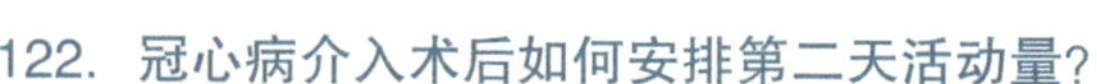

122. 冠心病介入术后如何安排第二天活动量?

第二天患者应在床上自己进食，在护理人员协助下洗脸、修指甲、梳头、擦浴、刷牙；患者主动活动对侧肢体，穿刺侧制动 12 小时后可于床边使用马桶；娱乐方面，允许看报纸；护士向患者讲解心肌梗死相关注意事项；开始脱离 CCU 监护，患者每次活动后应休息半小时。

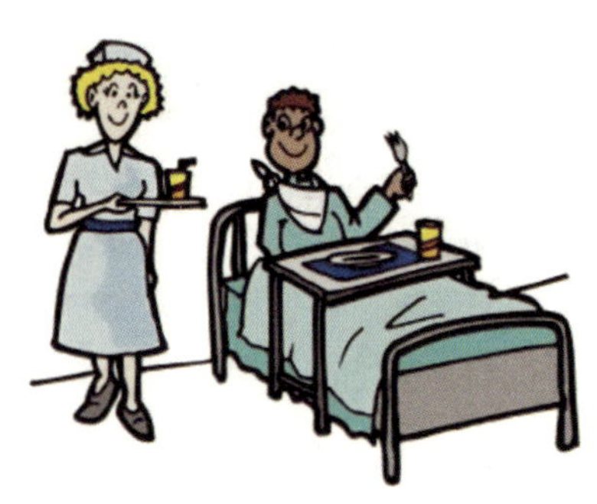

123. 冠心病介入术后如何安排第三天活动量?

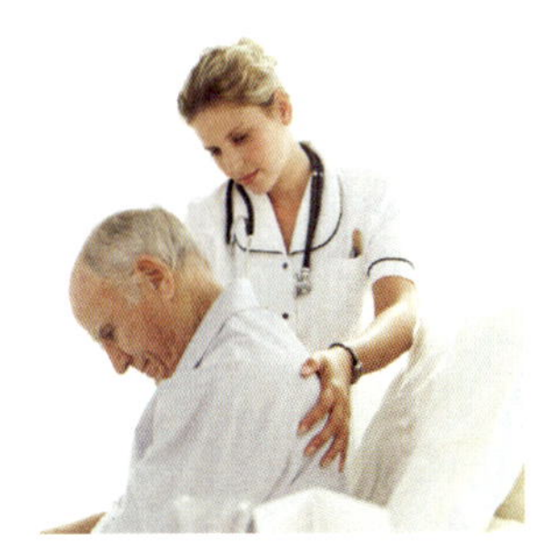

第三天患者可在床上坐 1 ～ 3 小时，或在椅子上坐 1 小时，在床边擦洗；可下床站立，在床边走动；允许会客、谈话；护士向患者介绍心脏康复程序；每次活动后应休息半小时。

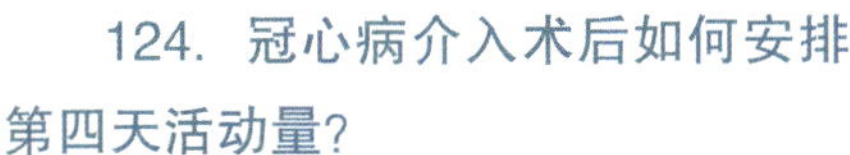

124. 冠心病介入术后如何安排第四天活动量?

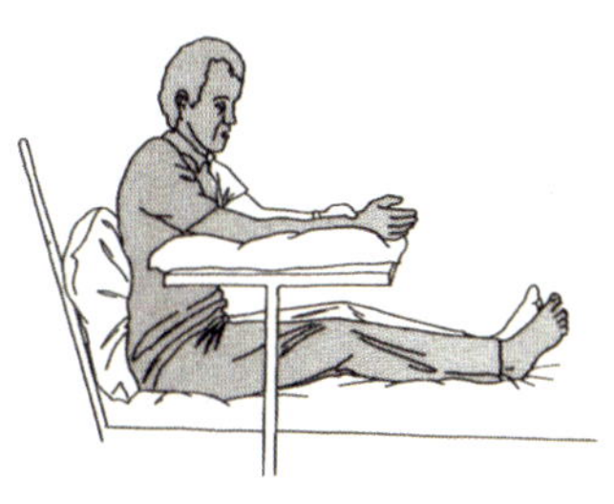

第四天患者可在椅子上坐 1 ～ 2 小时，在他人帮助下洗漱；可在护士协助下室内慢走 100m；娱乐方面，允许看书报、杂志。护士向患者介绍冠心病易患因素，教会患者做脉率监测。以上各种活动都要在可耐受的情况下进行。

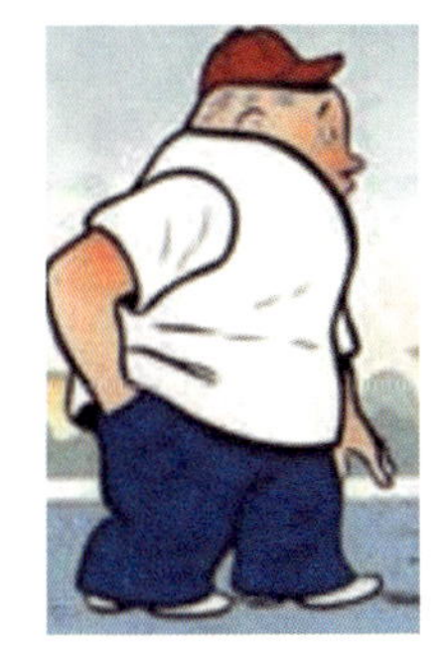

125. 冠心病介入术后如何安排第五天活动量?

第五天患者可在椅子上坐 2 ～ 4 小时，在他人帮助下穿脱衣服；可在室内行走，或在协助下在病区内行走；允许看书报、杂志、电视；护士向患者介绍冠心病发病机制。以上各种活动都要在患者可耐受的情况下进行。

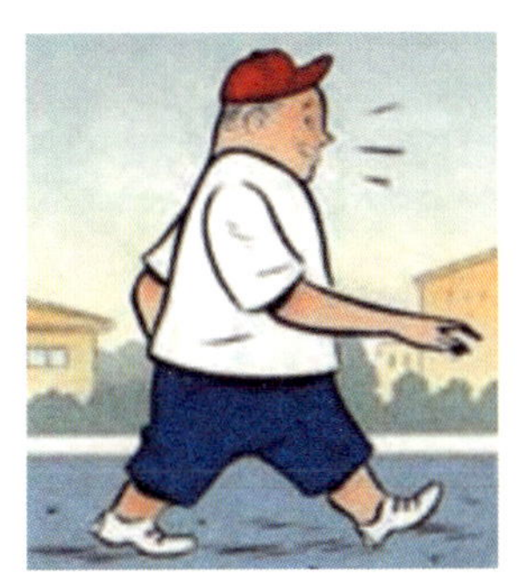

126. 冠心病介入术后如何安排第六天活动量?

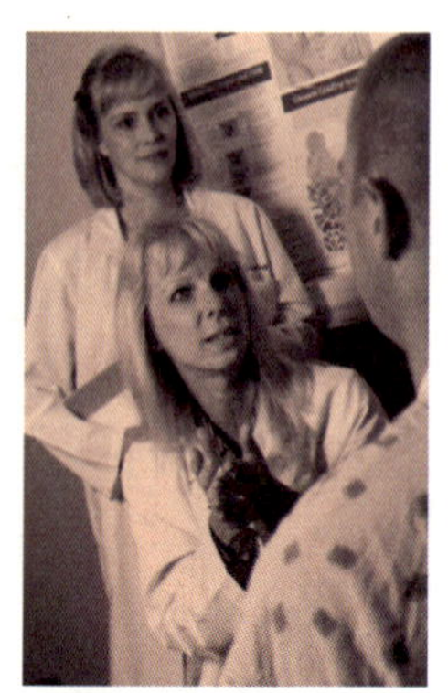

第六天患者可离床，坐在椅子上自己擦身，穿、脱衣服；可自行慢走 200 ～ 350m；允许看电视。护士向患者讲解药物、饮食相关注意事项。以上各种活动时间控制在 30 分钟内。

127. 冠心病介入术后如何安排第七天活动量?

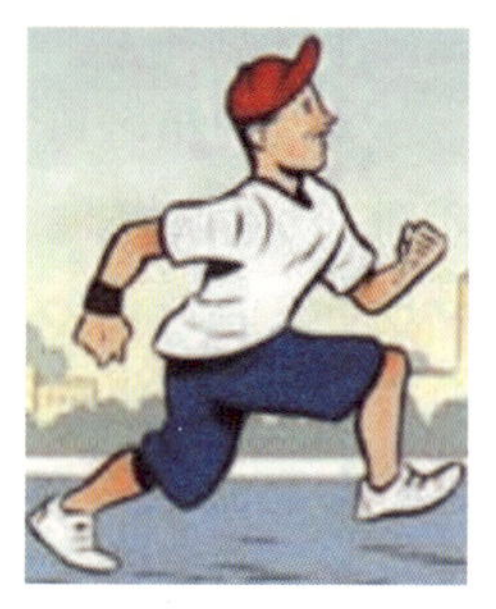

第七天患者生活可基本自理；可在病区内自由行走，可在搀扶下爬楼梯；允许非体力性娱乐。护士向患者讲解运动与监测知识；可进行亚极量运动试验。

128. 冠心病介入术后如何安排第八天活动量?

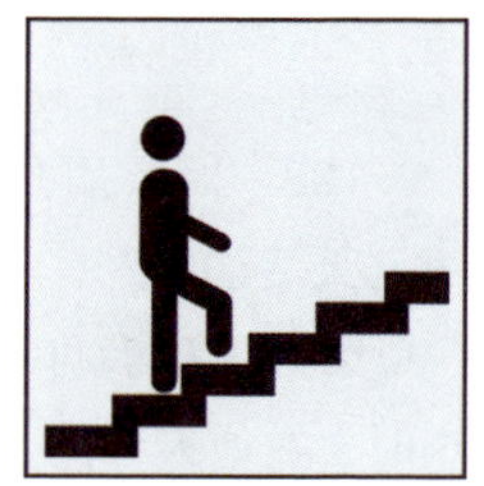

第八天患者可继续前述活动，可稍强于原来的强度；可慢走 400 ～ 500m，每日 2 次，可自行上下一层楼；允许大部分娱乐活动。护士向患者讲解随访事项、注意事项，并做心理疏导。

129. 冠心病介入术后如何安排第九天活动量?

第九天患者生活基本自理，可上下两层楼，准备出院。

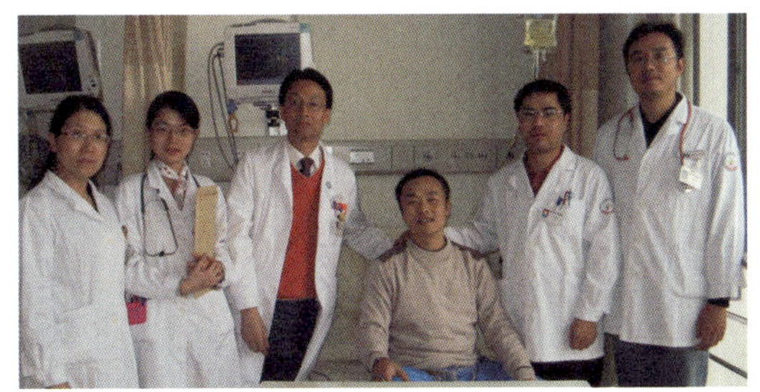

130. 冠心病介入支架术后是否需要做冠状动脉造影复查？

介入支架手术成功后，大约有15%的患者可能出现再狭窄，多半发生在术后3～6个月内，因此病人应该在术后6个月内做冠状动脉造影复查。一旦发现再狭窄，可行球囊扩张或支架内再植入支架，以解决再狭窄问题。

131. 支架植入体内后是否会塌陷、生锈或移位？

介入支架一般采用的都是不锈钢合金材料，具有很强的支撑力，且具有耐腐蚀和塑型记忆功能，不会生锈和塌陷。术中操作扩张支架时所给予的高压力可达到汽车轮胎压力的6～8倍，使支架紧紧地镶嵌于冠状动脉壁上，因此不会移位。

132. 冠心病介入治疗后是否需服用硝酸酯类药物？

硝酸酯类药物在支架术后短期服用是有益的，剂量大小及疗程长短应根据病人术后是否有心绞痛及缺血表现而定。对未扩张所有狭窄病变的病人，一般术后使用鲁南欣康20mg，每天2次，有助于控制冠心病症状及病情发展；对已扩张所有狭窄的病人，一般术后1～2周服用上述药物，以防止冠脉痉挛。

133. 冠心病介入术后有哪些注意事项？

（1）根据医嘱坚持服药，预防支架内血栓及再狭窄。

（2）预防动脉粥样硬化的发展，戒烟控酒；低胆固醇低动物脂肪饮食；保持体重在正常范围；有规律地坚持轻松和缓的体育锻炼和体力劳动；保持精神愉快，改变急躁易怒的性格；保证足够的睡眠；减少精神刺激和紧张。

（3）保持血压、血糖和血脂正常。

（4）若出现心前区疼痛或不适，应及时到医院检查。

（5）注意术后服用的药物的副作用。

（6）按医嘱定期复查。

（7）尽可能避免核磁共振检查。

134. 介入治疗术后假性动脉瘤的患者应如何护理？

肥胖、高血压、依从性差、多次穿刺的患者术后易发生假性动脉瘤，护理中应注意：

（1）穿刺部位的观察：应加强术后巡视，一般30分钟观察1次。护士做好交接班工作，严密观察出血情况、血肿范围的变化，并做好记录。

（2）同时观察穿刺侧肢体远端的血液循环情况，如足背动脉搏动、肤温。

（3）加压包扎解除后，查看局部有无肿块及搏动感，听诊有无血管杂音，防止假性动脉瘤的持续及扩大。

（4）观察血压、心律、表情、面色、肤温等全身情况。

（5）心理护理及健康教育：建议患者卧床休息，患肢制动，指导病人床上大小便，避免屏气、用力解大便。

135. 急性心肌梗死患者的饮食如何安排？

（1）急性期：起病后1～3天，以流质饮食为主，可予少量菜水、去油过滤肉汤、红枣泥汤、米汤、稀粥、果汁、藕粉、口服补液等。胀气、刺激性溶液不宜饮用，如豆浆、牛奶、浓茶、咖啡等。

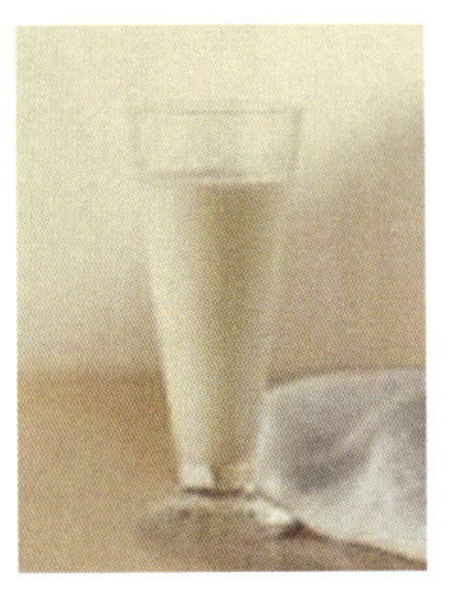

补液总量 1000 ～ 1500mL/24 小时，分 5 ～ 6 次喂服。每天摄入热量以 500 ～ 800kcal 为宜。避免过热过冷，以免引起心律失常。食物中的钠、钾、镁，必须加以注意。一般建议低盐饮食，尤其是合并有心力衰竭的患者。但由于急性心肌梗死发作后，小便中常见钠的丢失，故若过分限制钠盐，也可诱发休克。因此，必须根据病情适当予以调整。此外，对于不能口服的患者，或者出于病情需要，亦可补充胃肠外营养。对急性心肌梗死的患者，因其不能活动，脾胃功能亦必受影响，故食物必须细软、易消化。

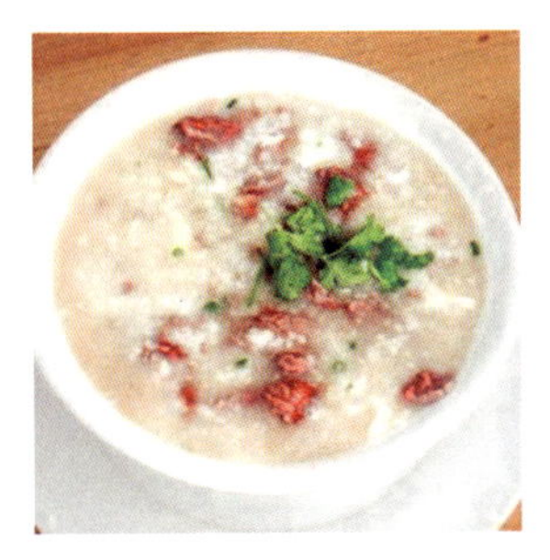

（2）缓解期：发病 4 天～ 4 周内。随着病情好转，可逐步改为半流食，但仍应少量多餐。急性后期总热能可增加至 4200 ～ 5040kJ（1000 ～ 1200kcal）。膳食宜清淡、富有营养且易消化。允许进食粥、麦片、淡奶、瘦肉、鱼类、家禽、蔬菜和水果。食物不宜过热、过冷，并应少吃多餐，经常保持胃肠通畅，以防止大便过分用力。3 ～ 4 周后，随着患者逐渐恢复活动，饮食限制也可适当放松，但脂肪和胆固醇的摄入量仍应控制，对伴有高血压或慢性心力衰竭患者仍应限钠，肥胖者应减食。饱餐（特别是进食多量脂肪）应当避免，因它可引起心肌梗死再发作，这可能与餐后血脂增高、血液黏度增高引起局部血流缓慢，血小板易于凝集而致血栓形成有关。另一方面，饮食也不应过分限制，以免造成营养不良或加重患者的病情。

136. 使用肾上腺素类药物时应注意什么？

肾上腺素类药物包括肾上腺素、去甲肾上腺素、去氧肾上腺素、异丙肾上腺素和阿拉明，使用时需注意：

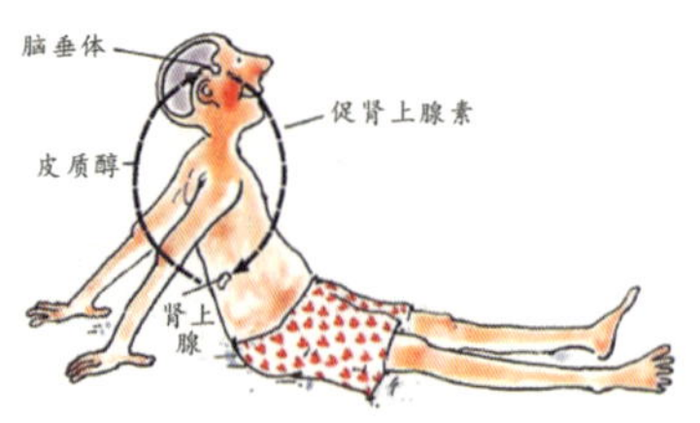

（1）注意心律、心率、血压情况，有无心悸、头痛。

（2）局部情况：防止血管外渗和体表组织的缺血坏死。

（3）长期使用者须缓慢停药。

137. 使用阿托品时应注意什么？

阿托品主要用于心动过缓、动静脉鞘管拔除时导致的迷走神经亢进等情况，使用时需注意：

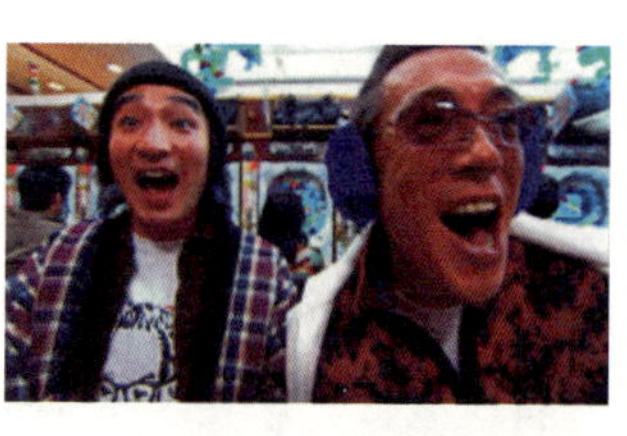

（1）口干、皮肤干燥或潮红、体温上升。

（2）头晕、瞳孔扩散或视力模糊。

（3）心悸、兴奋、烦躁、谵妄、惊厥等。

（4）排尿困难（老年男性、前列腺肥大者）。

（5）青光眼患者禁用，使用前须向医生说明病史。

138. 使用利多卡因时应注意什么？

（1）血压、心率：血压下降、心动过缓、室内或房室传导阻滞加重。

（2）中枢神经系统症状：嗜睡，过量时可出现欣快感、定向障碍、惊厥、惊恐样反应。

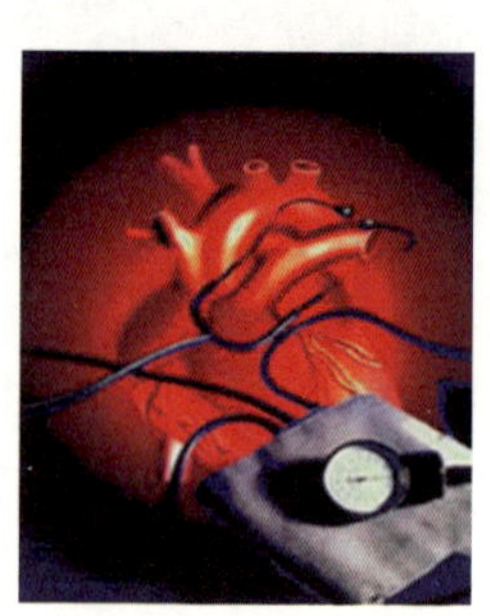

（3）神经、肌肉：关节运动障碍、肌肉震颤。

（4）其他：视物模糊及呼吸抑制等。

139. 使用异博定时应注意什么？

异博定有抗心律失常、解除冠脉痉挛的作用，使用时应注意：

（1）血压、脉搏：有无一过性低血压、心动过缓。

（2）精神症状：嗜睡、头晕、眩晕。

（3）其他：便秘、牙龈增生、下肢水肿等。

140. 使用碳酸氢钠时应注意什么?

碳酸氢钠可纠正代谢性酸中毒，静脉使用时须注意：

（1）肌肉疼痛或抽搐、精神症状。

（2）心律失常、乏力、胃纳减退。

（3）局部情况：碳酸氢钠对组织有刺激性，勿使液体漏出血管外。

141. 使用吗啡时应注意什么?

吗啡可以缓解心绞痛、治疗心原性哮喘、肺水肿，使用时须注意：

（1）血压：低血压是吗啡最常见、最严重的不良反应。

（2）呼吸、神志：监测氧饱和度，过量可致呼吸抑制和昏迷。

（3）消化道反应：恶心、呕吐、便秘等。

（4）药物依赖及成瘾。

142. 使用多巴胺、多巴酚丁胺时应注意什么?

多巴胺、多巴酚丁胺在冠心病治疗中主要用于合并有低血压休克和心功能不全时，使用时须注意：

（1）心率、心律、血压：有无心动过速、室性心律失常及血压异常等情况。

（2）消化道症状：有无恶心、呕吐情况。

（3）外周灌注情况、尿量：对肢端循环不良的患者须严密监测，注意坏死可能。

（4）局部情况：防止药物外渗，导致皮肤组织的坏死和脱落。

（5）避免突然停药。

143. 使用硝普钠时应注意什么？

硝普钠主要用于高血压危象、急性心力衰竭、肺水肿、休克、心肌梗死等症，给药时应注意：

（1）监测血压、心律、心率，血压不低于 90/60mmHg。

（2）不可加用其他药物，只能用葡萄糖液稀释。

（3）应避光，用专用避光输液器、注射器、连接管，以防曝光后分解；必须使用输液泵精确给药，配置后 4 小时内用完；若溶液变为蓝、绿、深红色，应停用。

（4）大剂量（＞8μg/ 分）、长时间（2～3 天）使用时，应注意观察有无耳鸣、视力模糊、恶心、腹痛，以及反射亢进和癫痫发作等。

144. 使用酚妥拉明时应注意什么？

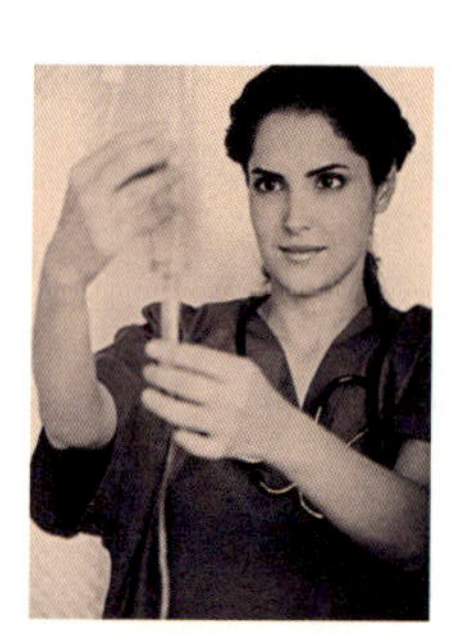

酚妥拉明可用于心功能不全和嗜铬细胞瘤的治疗和术前准备，给药时须注意血压的变化，若血容量不足，可致血压降低，引起心动过速；还应注意有无胸痛和神志改变。

145. 使用乌拉地尔（压宁定）时应注意什么？

压宁定可用于高血压危象，静脉用药时须注意观察血压及有无头晕、头痛、恶心、心悸、失眠等。

146. 使用腺苷时应注意什么？

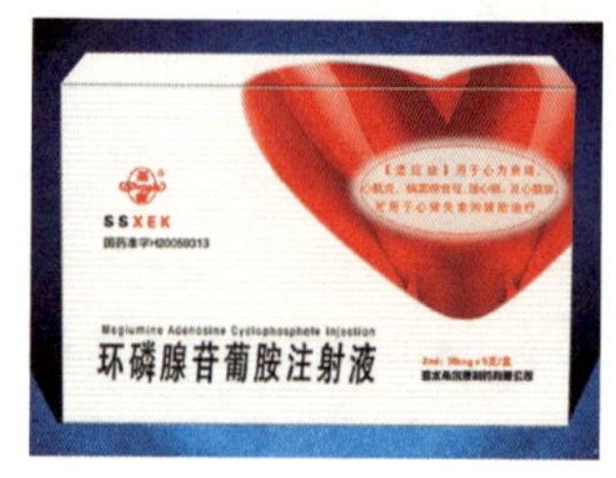

腺苷主要用于阵发性室上速的治疗，使用时应注意：

（1）腺苷半衰期短，需快速推注（＜1 分钟）。

（2）在复律过程中可能出现窦性

停搏或高度房室传导阻滞，需备用阿托品，但大多持续时间较短。

(3)还需注意有无面部潮红、呼吸困难、恶心、头晕、出汗、心悸、过度通气、焦虑、视力模糊、灼热感、心动过缓、胸痛等。

147. 使用艾司洛尔时应注意什么？

应注意观察患者有无低血压、头晕、嗜睡、精神混乱、头痛、激动、恶心呕吐、心动过速、胸痛、晕厥、传导阻滞、感觉异常、焦虑、哮喘、便秘等。糖尿病患者使用艾司洛尔时应谨慎，因其可掩盖低血糖引起的心动过速。

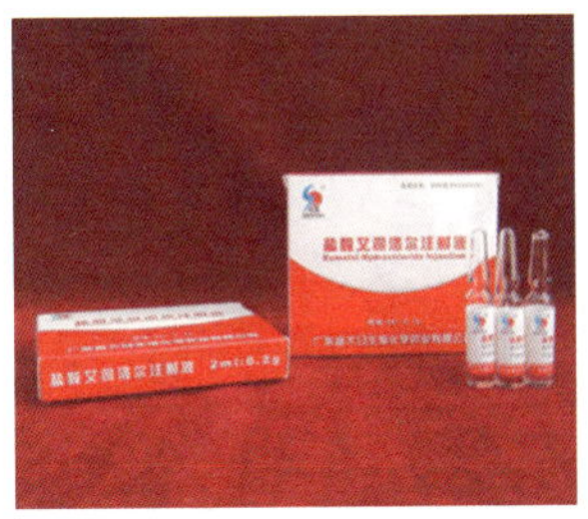

148. 使用洋地黄类药物时应注意什么？

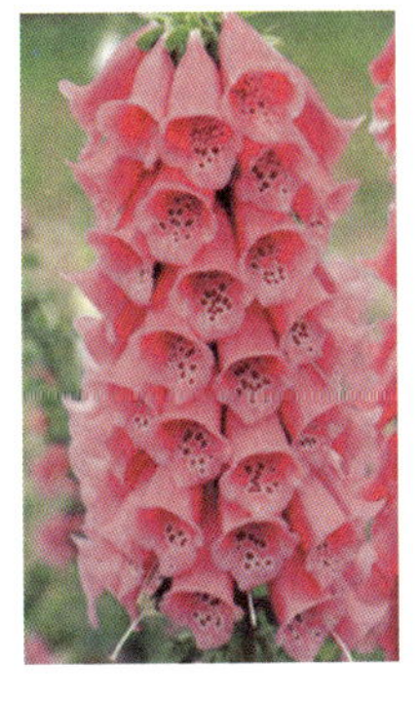

(1)胃肠道反应：厌食、恶心、呕吐、腹泻等。

(2)中枢神经系统反应：眩晕、头痛、疲乏、失眠、谵妄等。

(3)视力障碍：黄视、绿视、视力模糊等。

(4)心脏毒性反应：最早、最常见为室早(33%)；Ⅰ度、Ⅱ度房室传导阻滞(18%)；交界性心动过速(17%)；交界性逸搏(12%)；房性心动过速(10%)；室性心动过速(8%)；窦性停搏(2%)。

(5)使用时应注意心率、心律情况，心率＜50次/分应停用。

149. 使用利尿剂时应注意什么？

(1)低钾血症：注意观察有无乏力、腹胀、恶心呕吐、厌食、口干、心律失常、呼吸困难等症状。心电图可见明显U波。

(2)高钾血症：注意观察是否出现传导障碍、心律失常、停搏。

（3）低镁血症：注意观察有无出现手足抽搐和心律失常。

（4）准确记录 24 小时尿量。

150. 使用硝酸酯类药物时应注意什么？

（1）扩外周血管可致颜面部潮红（最常见）；扩张脑血管将增加颅内压，可致反射性心率加快和搏动性头痛。

（2）注意观察眼压，眼压增高可诱发青光眼。

（3）用药过量或敏感者，可致体位性低血压（常于服药后 1 小时发生），可出现头晕、头痛、心动过速、心悸等症状，也可出现意识丧失。

151. 使用抗心律失常药物时应注意什么？

抗心律失常药物有多种，目前临床上常用的有心律平、乙吗噻嗪、利多卡因、可达龙、慢心律等。

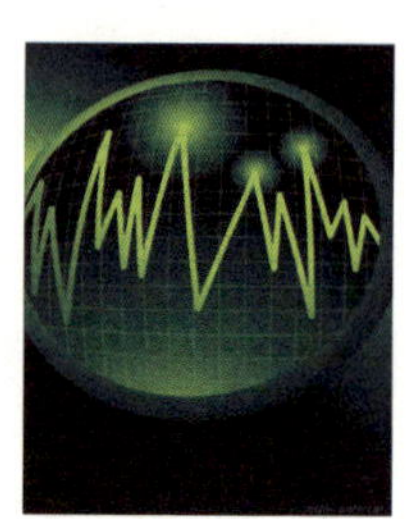

（1）胃肠道反应：恶心、呕吐、腹部不适等。

（2）心脏毒性反应：传导阻滞、心衰加重、心动过速、室速、室颤和停搏等。应定期做心电图检查。

（3）神经系统反应：眩晕、复视、麻木、共济失调、震颤、激动、呼吸抑制等。

（4）过敏反应：血管神经性水肿、血小板减少等。

（5）使用可达龙时还应注意甲状腺及肺部情况，定期检查甲状腺功能、拍胸片。

152. 使用 β 受体阻滞剂时应注意什么？

β 受体阻滞剂包括美托洛尔、阿替洛尔、卡维地洛等，使用时须注意：

（1）心率：每天数心率或脉搏，不低于 55 次 / 分。

（2）血糖、血脂监测：长期应用β受体阻滞剂可使血糖、血脂增高；胰岛素依赖型糖尿病患者使用非选择性β受体阻滞剂可掩盖低血糖症状（颤抖、心动过速），需加强血糖检测。

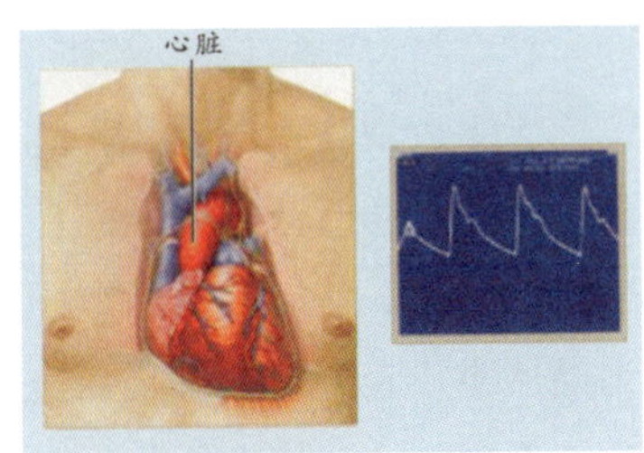

（3）有无性功能障碍或丧失。

（4）有无肢端发凉或雷诺现象：观察有无肢体体温降低、脉搏消失、肢体发绀和坏死等。

（5）观察是否出现感觉异常、失眠、多梦、抑郁、乏力等症状。

（6）注意有无出现恶心、腹泻、腹痛等。

（7）长期服药患者不能突然停药，否则可出现“反跳现象”。

153. 使用钙拮抗剂时应注意什么？

钙离子拮抗剂包括二氢吡啶类（硝苯地平、氨氯地平）和非二氢吡啶类（地尔硫䓬和维拉帕米），使用时应注意：

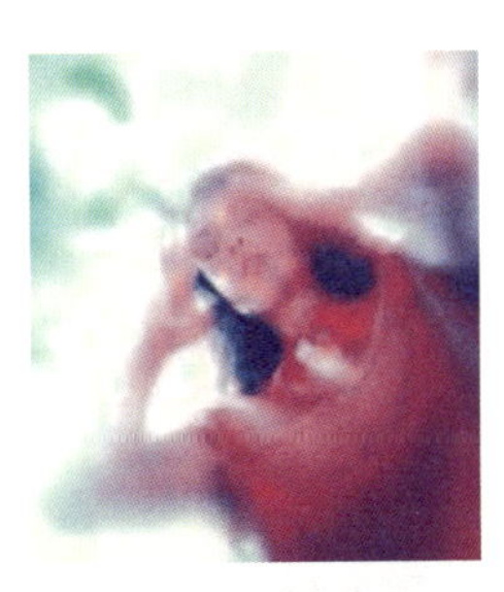

（1）有无头痛、潮红、口干、出汗增加。

（2）有无疲劳、全身不适、体重增加、水肿。

（3）心率、血压变化：二氢吡啶类可致心动过速，非二氢吡啶类可引起心动过缓、传导阻滞。

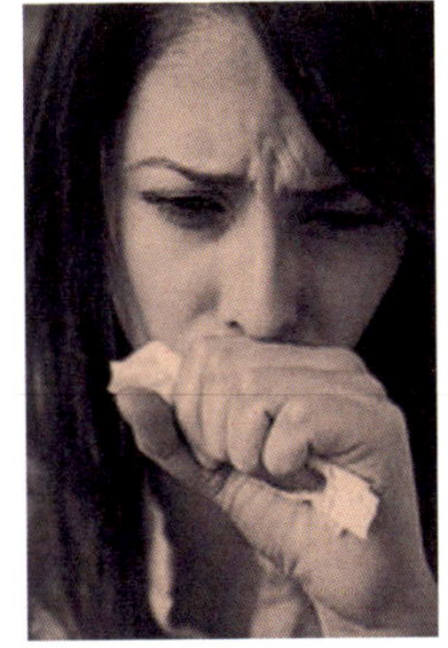

（4）有无齿龈增生、恶心、腹痛、便秘。

（5）另外，还需注意有无感觉改变、肌张力增高、乳腺增生等。

154. 使用 ACEI 和 ARB 时应注意什么？

应注意观察血压变化，防止体位性低血压的发生（特别是血容量不足的心衰患者）。观察有无出现皮疹、干咳、恶心、呕吐、腹痛、腹泻、头晕、疲乏、蛋白尿、胸痛、心动过速等。血管神经性水肿为最严重不良反应，发现后应立即停药，并采取相应措施。严重肾功能不全、肾动脉狭窄患者慎用。

155. 使用抗血栓类药物时应注意什么？

（1）抗血小板药（阿司匹林、氯吡格雷、欣维宁等）

①消化道症状：恶心、呕吐、消化不良、便秘、消化道出血等；

②出血性脑卒中、皮肤黏膜出血等；

③过敏性皮疹；

④血压下降、面部潮红等。

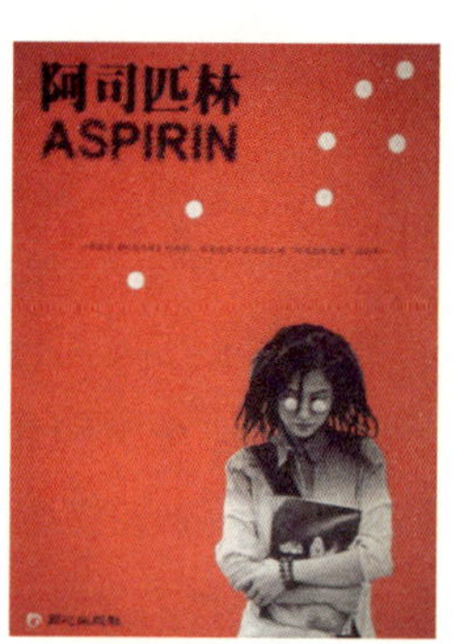

（2）抗凝药（肝素、低分子肝素、比伐卢定等）

①血小板减少、出血；

②骤停抗凝药可致心绞痛病情加重；

③过敏、发热、脱发、骨质疏松；

④皮肤坏死，似爆发性紫癜。

（3）溶栓药（尿激酶、链激酶、rt-PA 等）

①出血，颅内出血危及生命；

②发热、皮疹；

③低血压；

④恶心、呕吐、食欲不振、头痛等；

⑤链激酶具有抗原性，短期内不能重复使用链激酶。

因此，在应用此类药物时须注意监测血常规、凝血谱、血小板聚集率及肝、肾功能。

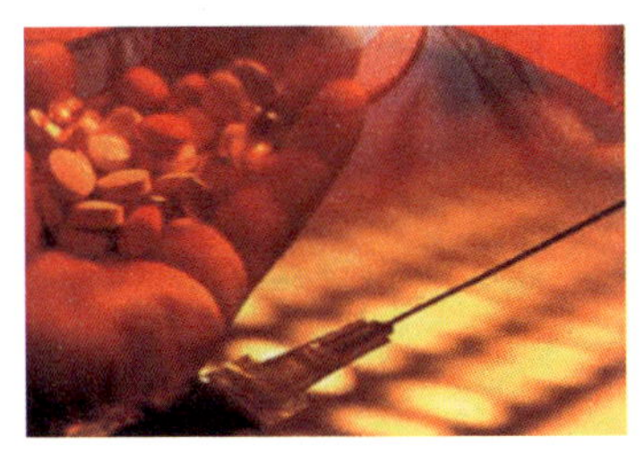

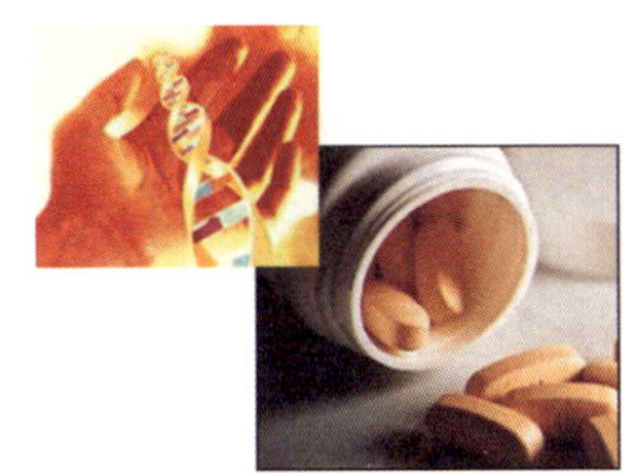

156. 使用低分子肝素时应注意什么?

目前临床常用的低分子肝素有达肝素钠、依诺肝素、那曲肝素等，使用时应注意：

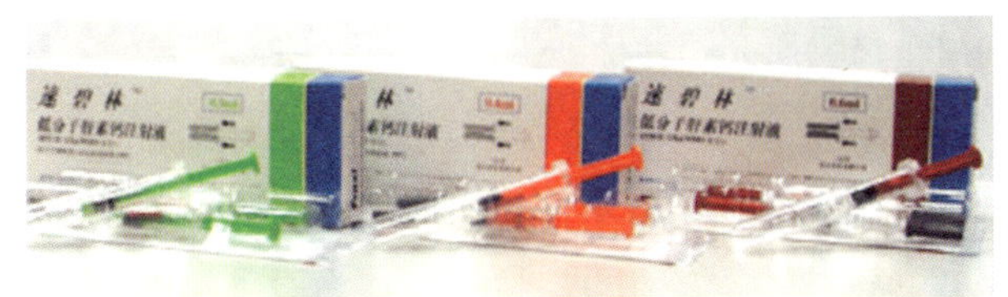

（1）治疗期间定期监测血压、呼吸、心率等变化，注意观察皮肤黏膜、牙龈、消化道等有无出血现象，以及注射部位有无血肿。

（2）严格执行正确的注射方法，注射部位一般选择脐周皮下（约脐旁 6cm），注射部位要经常更换，切忌固定在一个部位，要避开伤口和硬结。注射时必须提起皮肤形成皱折，从皱折处垂直进针 1cm 左右，回抽无回血方可注入药液，注射完毕拔针后局部压迫 1～2 分钟，切忌用力在注射处按摩，以免导致腹壁毛细血管破裂出血。

（3）禁忌肌内注射。

（4）使用期间须监测血小板计数。

157. 使用可达龙针时应注意什么?

可达龙针临床适用于室性和室上性心动过速和早搏、阵发性心房扑动和颤抖、预激综合征等。使用时应注意：

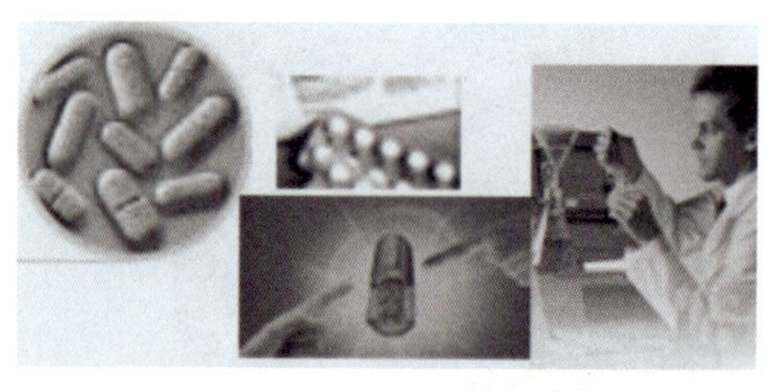

（1）掌握正确的用药方法：根据医嘱正确配置，剂量准确，选用输液泵或微量泵，遵医嘱控制走速。用药前应用生理盐水 10mL 冲洗。

（2）注意心律、血压变化。

（3）密切观察局部反应：静脉滴注可达龙时必须加强巡视，观察局部反应，重视患者的主诉，对于药物外渗不能只局限于肿胀的观察，只要患者主诉输液部位有烧灼感或疼痛，不论局部是否肿胀，都应立即停止药物注入，并按外渗程度予以处理。

（4）处理方法：一旦出现局部红肿或疼痛，应立即停止注射，并回抽药液，随后用生理盐水快速滴注，冲洗血管内的药物，稀释药物浓度。发生药物外渗，可以应用喜疗妥霜剂，每日 1 ～ 2 次，使用时将 3 ～ 5cm 的乳膏涂在患处并轻轻按摩，如有需要，可在医生指导下增加剂量。对于重度静脉炎出现水疱、皮肤破溃者，按常规换药后，也可用百多邦软膏、美宝湿润烧伤膏局部外涂。

（5）建议用中心静脉给药。

158. 冠心病患者输液速度应怎样控制？

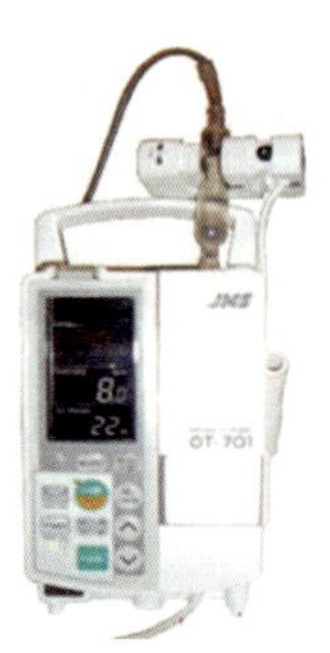

一般情况下患者输液的速度应控制在每分钟 25 ～ 40 滴。对于右心梗死合并心原性休克的患者，应加快输液滴速，密切观察血压、中心静脉压、肺毛楔压情况，根据血压、中心静脉压、肺毛楔压值调节输液量。

159. 冠心病患者应怎样进行心理调护？

冠心病患者应有一个良好的心理健康状态。冠心病患者在日常生活中进行的心理调护包括以下一些方面：

（1）应对冠心病有一个正确的认识，如冠心病的病因、危险因素、发病机制、危害及目前的诊疗手段，以及如何预防冠心病等。

（2）生活应有规律性，应注意劳逸结合，生活上应保持平淡、从容的态度，事业上应保持乐观向上的态度。

医护人员和家属应了解住院冠心病患者的多种心理需要，包括：

（1）被尊重的需要；

（2）适应陌生环境的需要；

（3）获得信息的需要，包括了解住院生活制度的信息、了解如何安排治疗的信息、了解病情进展和预后的信息等；

（4）安全的需要等。

家庭调护篇

160. 冠心病患者应如何养生？

（1）早睡早起。

（2）保持平和心态：因为精神紧张和情绪激动可诱发心绞痛。

（3）合理饮食。

（4）戒烟限酒：吸烟是造成心肌梗死、中风的重要因素，应绝对戒烟。少量饮用低度酒，如黄酒、葡萄酒，可促进血液流通。烈性酒在禁忌之列。不宜喝浓茶、咖啡。

（5）劳逸结合：应避免过重的体力劳动或突然用力，不要过度劳累。

（6）适度锻炼：应根据各人的身体条件、兴趣爱好选择运动。

（7）积极治疗：坚持必要的药物治疗，对能加重冠心病病情的疾病如高血压、糖尿病、高脂血症等都必须服药加以控制。

161. 冠心病患者的饮食治疗原则是什么？

冠心病患者的饮食治疗原则为“一日三餐，有粗有细，七八分饱”，具体包括：

（1）控制摄入总能量：维持热能平衡，防止肥胖，并使体重维持在理想范围内，上下波动不超过标准体重的10%。男性标准体重公式为：

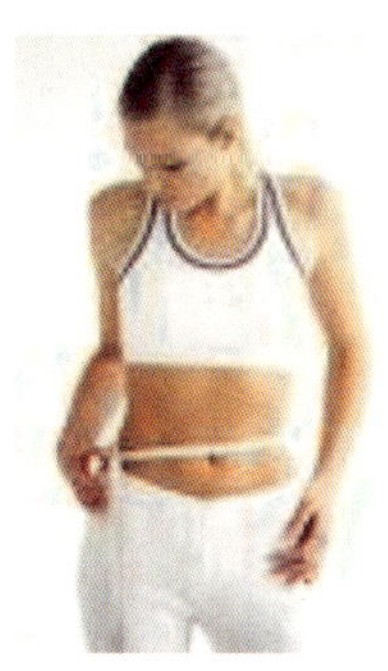

①标准体重（kg）＝身高（cm）－100（适合于身高＜158cm）；

②标准体重（kg）＝身高（cm）－105（适合于身高＞158cm）。

女性则应减2.5kg。

冠心病患者的膳食热量应控制在2000kcal左右，主食每日应＜500g。

（2）控制脂肪和胆固醇摄入：脂肪量占总热能20%，不应超过25%。对于食物胆固醇供给，作为预防饮食时应限制在每天

300mg以下，作为治疗饮食时应低于每天200mg。禁食高胆固醇食物。

（3）碳水化合物：宜选用多糖类碳水化合物，占热能＜65%。应限制含单糖和双糖高的食品。

（4）蛋白质的质和量应适宜：冠心病患者应以植物性蛋白质为主，少进食动物性蛋白质，以每日每千克体重不超过1g为宜。

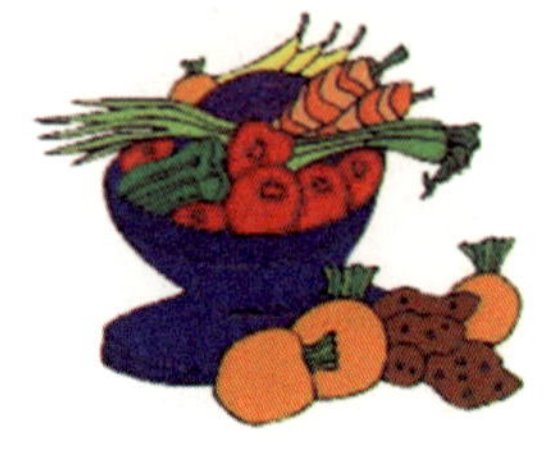

（5）供给充足维生素和矿物质：多食用新鲜绿叶蔬菜，深色蔬菜富含胡萝卜素和维生素C。

（6）此外，冠心病患者应控制钠盐的摄入，平时应禁烟酒、浓茶、咖啡、碳酸饮料，忌辛辣刺激食物。

162. 冠心病患者应常食哪些食物？应如何烹调？

（1）许多食物富含对人体有益的营养物质，对防治冠心病有一定的作用，这些食物应常食。见下表：

冠心病患者的食物选择

可随意进食食物	可适当进食的食物	宜少食或忌食的食物
谷类（粗粮） 豆类（大豆） 蔬菜（大蒜、白菜） 菌藻类（香菇、海带） 水果、瓜类 茶叶	瘦肉 鱼类 植物油（豆油、花生油） 奶类 鸡蛋（每周2～3个）	动物油（猪油） 肥肉 内脏 烟、酒 巧克力、糖等

（2）冠心病患者食物的烹调方法以蒸、煮、焖、拌为主，这样可减少营养物质的丢失。保持低脂饮食，少吃煎、炸、炒食物。

163. 冠心病患者常用的食谱和菜谱有哪些?

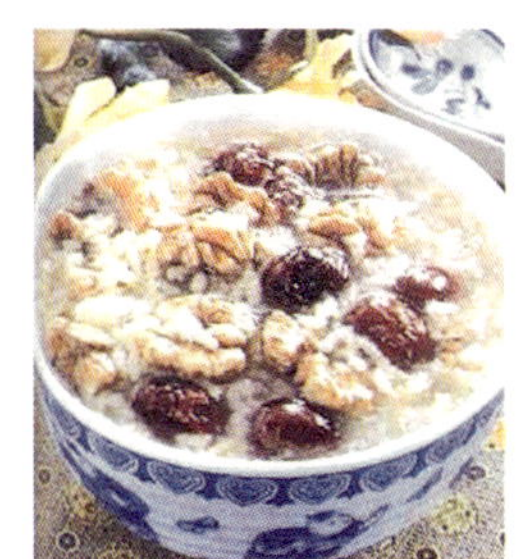

（1）燕麦粥：燕麦片50g、粳米100g，可作早、晚餐食用。

（2）玉米粉粥：玉米粉和粳米各适量，每日早、晚两餐，温热食用。

（3）豆浆：豆浆汁500g，加少许砂糖或细盐，每日1～2餐，温热服用。

（4）大蒜粥：大蒜30g、大米100g，可作早、晚餐食用，适用于冠心病、高脂血症患者。

（5）开元寿面：豆浆250g、黄花菜15g、芹菜6g、香菇30g、嫩菜3g、菜油75g、味精5g、酱油15g、面条500g，可作主食或佐餐食用，用于脾气虚弱的冠心病患者。

（6）素烧冬瓜：冬瓜250g、香菜5g、油和盐各10g，佐餐食用，用于冠心病、高血压患者。

（7）炒豆芽：黄豆芽200g、植物油10g、酱油10g、醋3g，佐餐食用，用于冠心病、高血压、高脂血症的肥胖患者。

（8）糖醋黄瓜：嫩黄瓜200g、糖10g、醋10g、麻油2g，佐餐食用，用于冠心病、高血压患者。

（9）油焖茄子：茄子500g，酱油和蒜末等调味品适量，佐餐食用，用于冠心病心血瘀阻者。

（10）香菇莼菜汤：莼菜250g、香菇50g、冬笋250g，麻油和盐适量，每日1～2次，用于冠心病、高血压、高脂血症者。

164. 饮食疗法防治冠心病应注意什么?

饮食疗法防治冠心病，应注意下列问题：

（1）合理分配三餐，定时定量就餐。应掌握“早宜好、午宜饱、晚宜少”的原则，一般早餐占全日量的35%～40%，应以豆

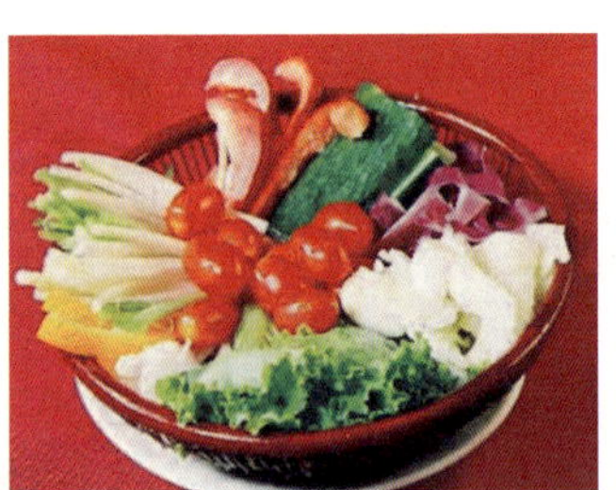

类、牛奶、鸡蛋为主；午餐占全日量的 40% ～ 45%；晚餐占全日量的 20% ～ 25%。

（2）进食应细嚼慢咽，切忌挑食偏食。

（3）适当忌口：忌大量进食富含动物性脂肪和胆固醇的食物；忌过量食用甜食；忌酒；忌长期饮用软水；忌大量饮用富含咖啡因的可乐。

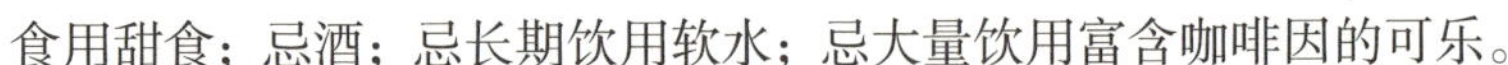

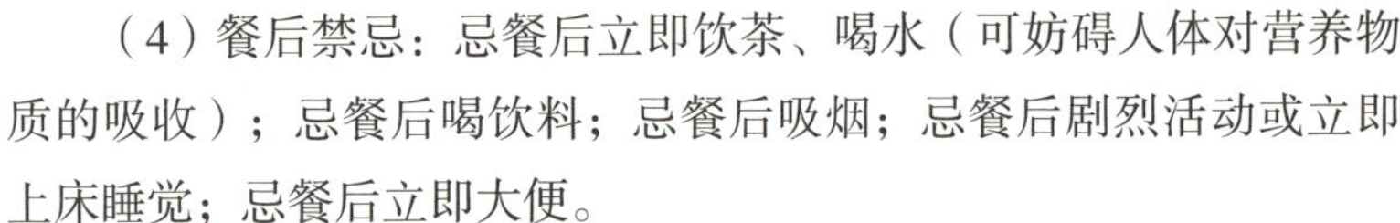

（4）餐后禁忌：忌餐后立即饮茶、喝水（可妨碍人体对营养物质的吸收）；忌餐后喝饮料；忌餐后吸烟；忌餐后剧烈活动或立即上床睡觉；忌餐后立即大便。

165. 心肌梗死患者的饮食原则是什么?

（1）采用低热量饮食，以减轻心脏负担。在发病初期，每日热量摄入应为 500 ～ 800kcal，容量以 1000 ～ 1500mL 为宜。

（2）少量多餐，每餐不可太饱，晚餐应尽量少吃。

（3）应适量补充蛋白质，膳食宜平衡、清淡和富有营养，保证心肌有足够营养供给，促进患者早日康复。

（4）避免过冷、过热、过量和刺激性食物，不饮浓茶、咖啡等。

（5）注意钠、钾平衡，适当增加镁的摄入，以防止心律失常和心衰的发生和发展。

（6）急性心肌梗死并发左心衰竭者，应适当限制盐类，避免食用腌制品或其他含盐量高的食物，每日盐摄入量以 2 ～ 5g 为宜，重度或难治性心衰患者食入盐量应控制在每日 1g。发病开始的 1 ～ 2 日，可予少量流质，每日 6 ～ 7 次，每次 100 ～ 150mL，病情稳定后可改为半流质或普通饮食。

166. 冠心病患者如何选择低脂饮食?

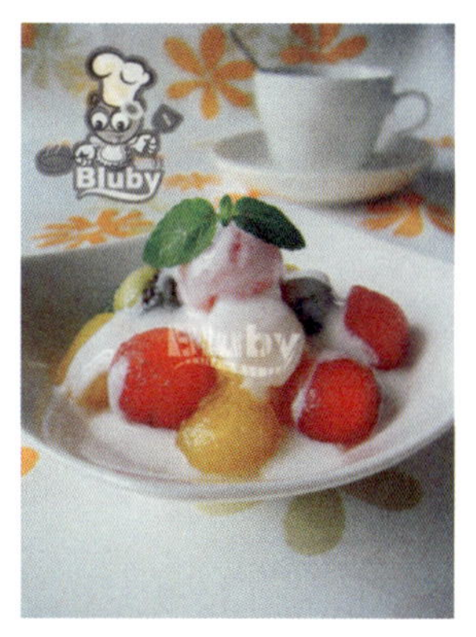

冠心病患者选择低脂饮食时，可食用瘦肉、鱼类和奶类等低胆固醇食物，最好不吃动物内脏、肥肉、鱼子、蟹黄等饱和脂肪和胆固醇含量高的食物，每天胆固醇摄入量应控制在300mg以下（一个鸡蛋黄约含300mg胆固醇）。含反式脂肪酸较多的食物，如人造黄油、起酥类食品，有明显增加高脂血症的危险，应尽量少吃。平时宜适量摄入海鱼、鱼油类食物，这些食物富含ω–3多不饱和脂肪酸，有保护血管内皮细胞、减少脂质沉积等功能。鸡蛋对冠心病的影响，主要是蛋黄中的胆固醇，1个鸡蛋约含300mg胆固醇，但健康人每天进食1个鸡蛋不会影响血胆固醇。事实上，适量吃鸡蛋有益无害，但不宜多吃。

167. 冠心病患者如何选择低盐饮食?

摄入过多食盐是高血压的高危因素，而高血压又是冠心病的独立危险因素之一。冠心病患者应减少盐的摄入，一般每天摄入量不超过6g。

（1）烹调食物中少放盐

普通啤酒瓶盖去掉胶垫后，一瓶盖食盐约为6g。

（2）注意食物中看不见的“盐”

在常用食物中，谷类、瓜类、水果中含钠较少；动物性食物中含钠较高；有些调味品、熟食、半熟食、饮料等含盐量较高，在选用食品时，要注意其含盐量。

了解几种食品中的盐含量

食　物	含盐量（g）	食　物	含盐量（g）
一勺酱油	1.4	一袋方便面	2.5
一勺番茄酱	1	一个咸鸭蛋	2～4
一片火腿肠	0.5	二两榨菜	11.3
二两油饼	1.5	一片配餐面包	0.8

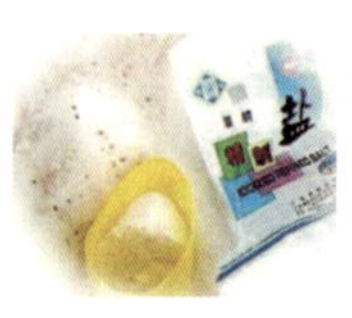

168. 谷类和豆类食物对冠心病的防治有何价值？

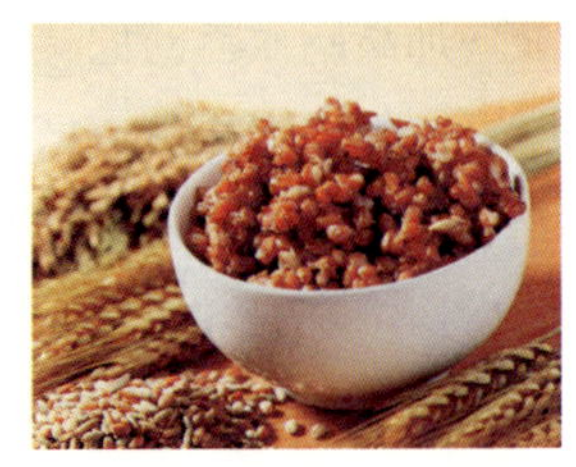

（1）谷类：是人类的主食，国人约3/4的热能由谷类粮食供应，谷类包括糯米、粳米、玉米、大麦、小麦、燕麦、高粱等。谷类食物的主要成分是淀粉，也含有一定量的蛋白质、维生素和铁、铜、铬、锌等微量元素。谷类的蛋白质是人体蛋白质的重要来源，各种谷类蛋白质所含的氨基酸不完全相同，为使体内氨基酸保持平衡，提高蛋白质的利用率，应当提倡各种粮食混吃，提倡食用粗粮。

（2）豆类：是良好的蛋白质来源，也是防治高脂血症和冠心病的健康食品，包括大豆、黑豆、青豆和赤豆等。豆类富含蛋白质，如每100g大豆中含蛋白质40g；每100g绿豆、赤豆中也含有20～25g蛋白质。大豆中含有16%～20%的脂肪，其中不饱和脂肪酸约占63%。豆制品如豆浆、豆奶等的营养价值接近于牛奶。另外，大豆含有皂草甙，可降低血胆固醇，对治疗高血压、糖尿病、冠心病和高脂血症有一定作用。

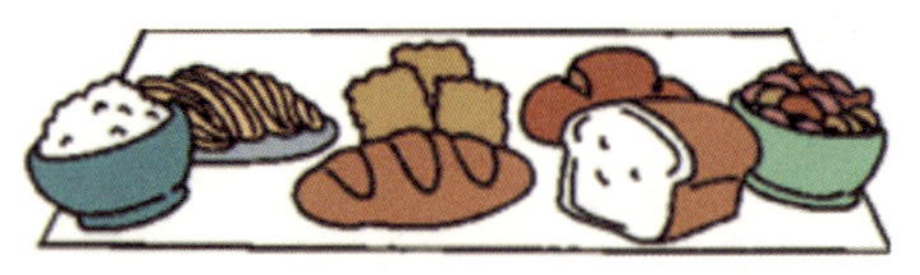

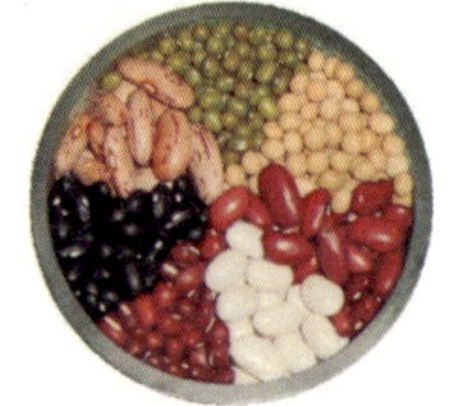

169. 蔬菜对冠心病的防治有何价值?

蔬菜含有人体所必需的多种物质，如矿物质、微量元素、维生素、纤维素、糖类、蛋白质等，对冠心病的防治有重要价值。对冠心病有防治作用的蔬菜有：西红柿、胡萝卜、大蒜、芹菜、洋葱、芦笋、香菇、木耳、姜等。

冠心病患者宜多吃蔬菜，但不主张完全素食。因为纯素食会导致某些必需氨基酸、维生素和微量元素的缺乏，反而对冠心病患者不利。

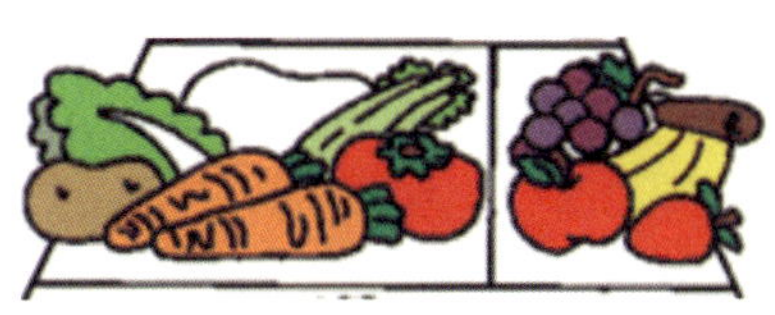

170. 水产类食物对冠心病的防治有何价值?

水产类食物包括鱼、虾、蟹、软体动物和贝壳类等，味道鲜美，营养丰富。鱼的脂肪和肝脏富含维生素 A 和 D；牡蛎等贝壳类食物富含铜和锌；海鱼的碘和氟含量丰富。鱼类食物可降低血压，每日吃 30g 鱼，可使冠心病的死亡率降低 50% 以上。一般鱼类（包括海鱼和河鱼）的胆固醇含量都不高，鱼类脂肪酸的碳链很长（20 ～ 22 个碳原子）、不饱和程度很高（5 ～ 6 个双键），故其降胆固醇作用很强。食用鱼油降低胆固醇的有效率为 66%，降甘油三酯的有效率为 74%。

海藻类包括海带、昆布、紫菜等一大类海生植物，富含蛋白质、维生素和矿物质，是维持营养均衡和防治冠心病的理想食品。海藻类的许多成分有明显降低血胆固醇和抗凝血作用。

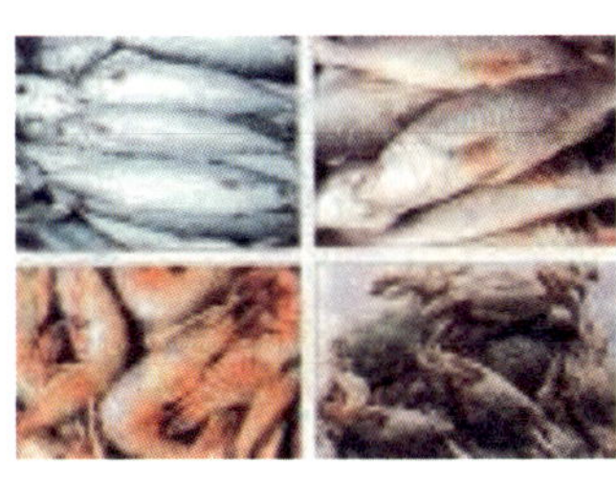

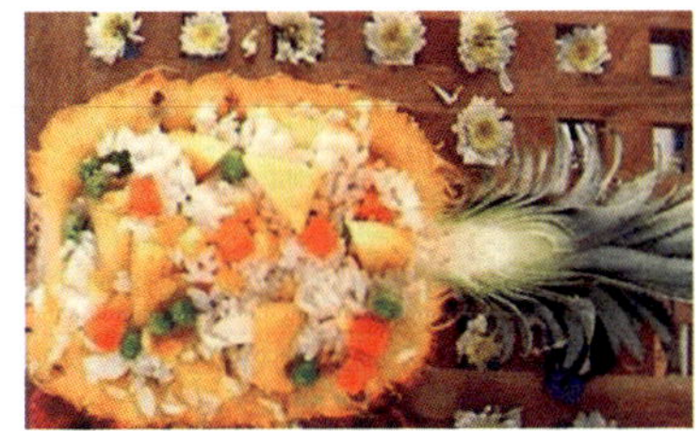

171. 坚果类食物对冠心病的防治有何价值？

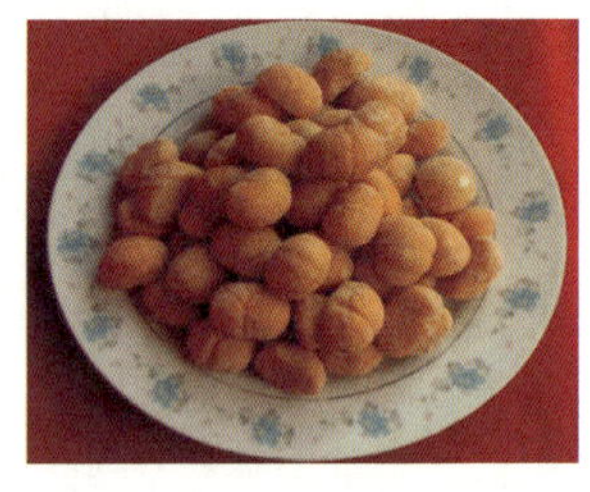

坚果类食物包括瓜子、花生、胡桃、杏仁、榛子等，其营养价值同于豆类，具有较高的蛋白质和脂肪含量。此外，坚果类食物均含有较高的维生素 E，对冠心病的防治有益。对冠心病有防治作用的坚果有：花生、核桃、松子、榛子等。

172. 水果对冠心病的防治有何价值？

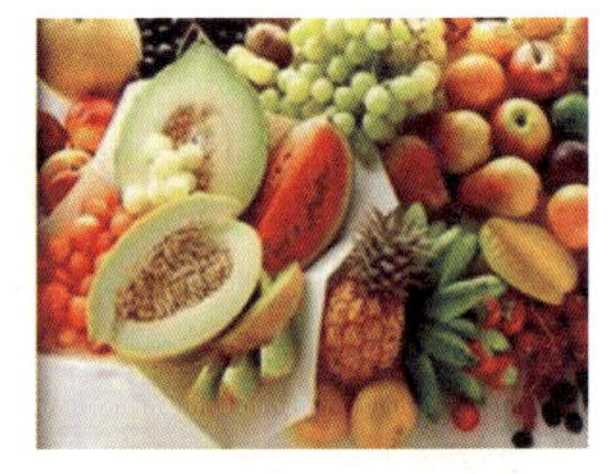

水果的营养价值与新鲜蔬菜相似，但其维生素 C 的含量比蔬菜丰富。红果、樱桃、菠萝等红黄色水果富含胡萝卜素；鲜果和干果也是钙、磷、镁、铜、铁、锰等矿物质的来源。水果属低能量高纤维食品，冠心病患者应多吃一些。对冠心病有防治作用的水果主要有：山楂、西瓜、苹果、香蕉、猕猴桃等。

173. 牛奶对冠心病的防治有何价值？

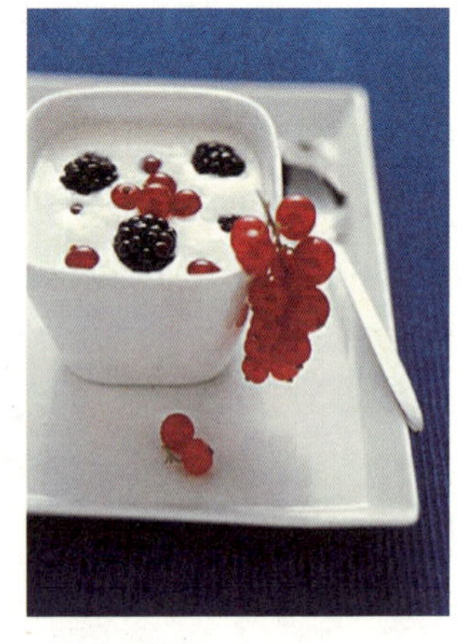

奶类含有较多的优质蛋白，其蛋白中含有各种人体必需的氨基酸，利用率和生物价值都很高；同时，牛奶也是钙的良好来源。每 100mL 牛奶中含有 3.3g 蛋白质、130mg 钙、13mg 胆固醇，更重要的是牛奶中含有包括蛋氨酸在内的人体不能合成的 8 种必需氨基酸。牛奶中的蛋白质具有消除血液中过量钠的作用，故能降低血压，防止动脉粥样硬化的发生和发展；牛奶中的乳酸钾具有抑制胆固醇合成的作用；牛奶中的钙质和胆碱具有减少胆固醇从肠道吸收、促进胆固醇排泄的作用；牛奶中的钙还具有保护心脏的作用。

酸奶是经过发酵处理后的牛奶，不仅含有原牛奶的营养素，而且胆固醇含量更低，每100g酸奶中仅含12mg胆固醇。酸奶中含有较多的乳酸钾，可抑制胆固醇的生物合成，故冠心病患者可长期饮用。

174. 蛋类对冠心病的防治有何价值?

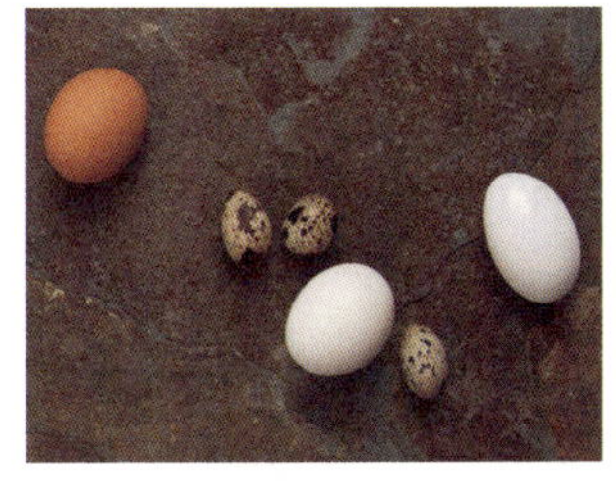

蛋类是一种自然的营养全面的食品，富含脂肪和蛋白质。全蛋蛋白含有与人体接近的氨基酸种类，蛋黄中除含有多种脂肪酸、卵磷脂外，还含有大量的维生素A、B_1、B_2和烟酸。一般认为，适当进食鸡蛋对冠心病患者有益处，但高胆固醇的患者应适当控制，因为蛋黄中含有较多的胆固醇。

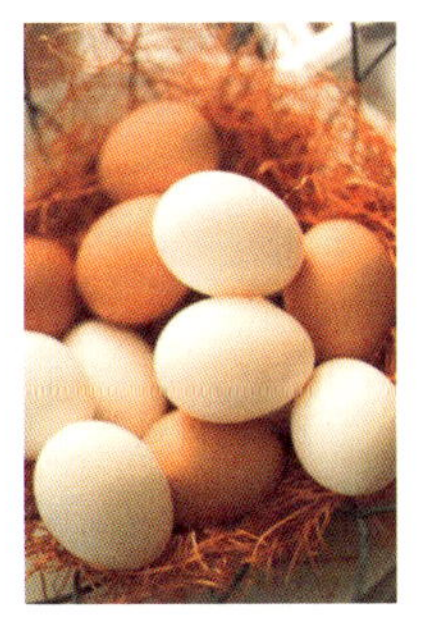

冠心病患者可以吃鸡蛋，但量应控制，以每日1个或隔日1个为宜，也可以仅吃蛋白而不吃蛋黄。对于伴高脂血症的冠心病患者，则要求尽量少吃或不吃鸡蛋，或仅吃蛋白。

175. 肉类对冠心病的防治有何价值?

肉类来源于家禽和家畜，能为人体提供优质的蛋白质、脂肪、矿物质和维生素，是人类的主要食品之一，但肉类的营养价值及其与冠心病的关系因部位而异，食用时需加以注意。瘦肉是蛋白质的良好来源，属完全蛋白，易为人体消化吸收和利用，且瘦肉中含有较多的矿物质和B族维生素，故摄食一定量的瘦肉

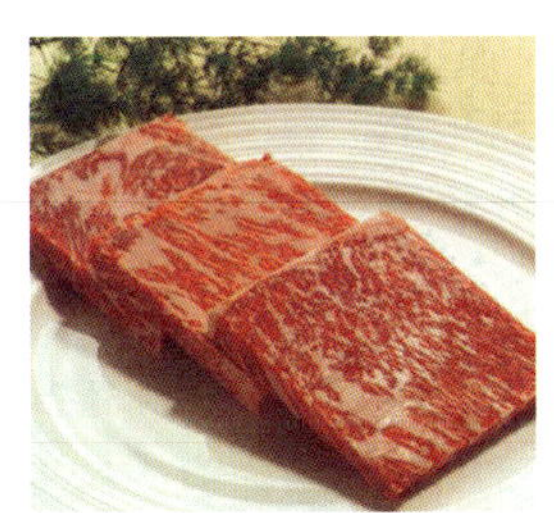

对冠心病患者有好处；肥肉属于高脂肪、高热量食品，冠心病患者应少食用；内脏含有较多的胆固醇，高脂血症者应严格控制食用。

在心血管病患者的食谱中，牛肉比猪肉好，家禽肉比家畜肉好，仔禽比老禽好，兔肉比牛肉和猪肉好，鱼肉比家禽肉好。

176. 心梗患者外出时应注意什么？

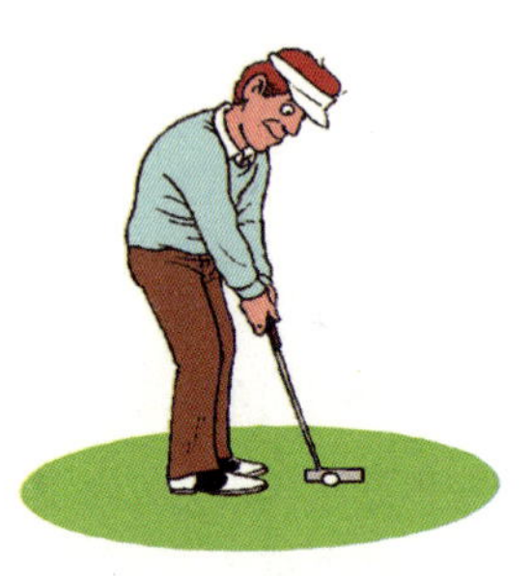

心肌梗死患者病情稳定、出院后，由室内活动发展为室外活动，随着体力的渐渐恢复逐步发展到上街、逛公园等。但是，心肌梗死是一种易受各种因素影响而发病的重症。为了防止心肌梗死的发生，冠心病患者应平时常服并随身带上硝酸甘油片等药。为做到“有备无患”，“以防万一”，心肌梗死患者单独外出时还要随身带一张应急保健卡片，简称应急卡，其制法如下：

> 我是一名冠心病患者，万一发现我行动失常或难以自主，很可能是心绞痛或心肌梗死发作，请尽快从我上衣口袋里取药一粒（硝酸甘油），塞入我舌下，并尽快送往就近的医院或向“120”求救，同时通知我家人，他们会很快赶到。拜托了，好心人！
>
> 我的姓名　　年龄　　电话　　血型　　地址

卡片用白硬纸制作，随身携带，放在容易取出的口袋内，一旦自觉不测，应尽快从口袋内取出。一旦发病、昏迷而不能自述时，可使他人或医生能迅速而准确地了解其病史，从而获得急救处置。

177. 冠心病患者应如何控制体重？

肥胖增加冠心病发病的危险。可通过调整饮食结构减少热量摄入，通过运动增加热量消耗。

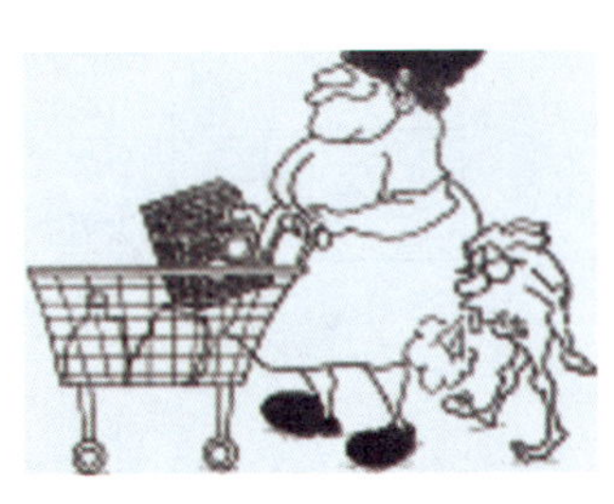

（1）控制饮食：是指在满足机体需要的情况下，避免摄入过多热量。每人每天热卡的正常需要量为：轻体力劳动者 30kcal/kg 体重；中等体力劳动或脑力劳动者 35 ～ 40kcal/kg 体重；重体力劳动者 45 ～ 70kcal/kg 体重。当已有明显肥胖时，饮食热卡应较正常量少 30% ～ 50%。

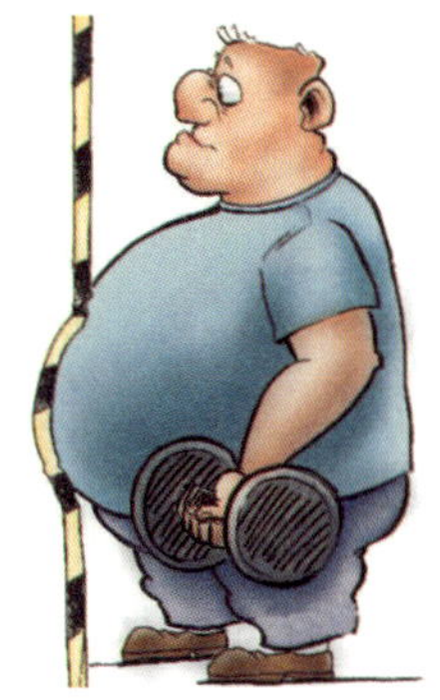

（2）合理调整饮食成分结构：使蛋白质、脂肪和碳水化合物比例平衡。总热卡的 10% ～ 15% 应来自蛋白质，其中一半应该是动物蛋白；15% ～ 30% 由脂肪提供，其中绝大部分应当是植物油；其他 50% ～ 60% 的热量由碳水化合物提供，但要注意限制精糖摄入。应选择低能量食物，如水果、蔬菜、鱼类、豆制品等。

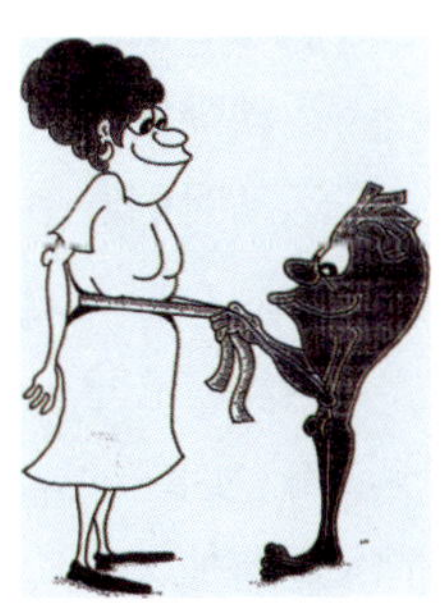

（3）选择适宜的烹调方法：多用蒸、炖、煮、拌，避免煎、炸。

（4）增强体育锻炼，选择有氧运动形式进行规律性的体育锻炼，如散步、慢跑、骑自行车或游泳等，每周至少锻炼 3 ～ 5 次，每次 30 分钟左右。

（5）做家务也可增加能量消耗，减轻体重。

178. 运动能防治冠心病吗？

运动在冠心病的防治中起着极为重要的作用。久坐、脑力劳动者的冠心病发病率和死亡率均较高，分别是体力劳动者的 2 倍和 1.3 倍。研究表明，运动是通过下列机制对冠心病起到防治作用的。

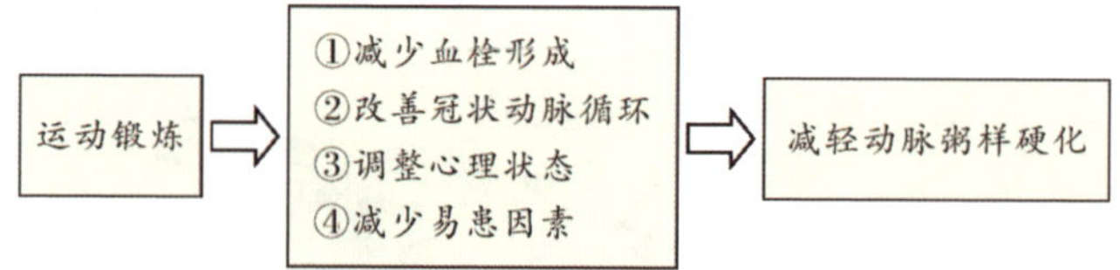

179. 冠心病患者应如何选择运动方式和运动量？

运动分两类，即有氧运动和无氧运动。有氧运动又叫动态运动，特点是不同的肌群交替进行收缩和舒张，肌肉的张力不变而长度有变化，如步行、游泳、骑车、跑步、爬山、打太极拳和做操等。无氧运动又叫静态运动，特点是肌肉持续收缩，肌肉的长度不变而张力增加，如举重、拔河等。对冠心病患者，尤其是老年人，宜进行适量的有氧运动。

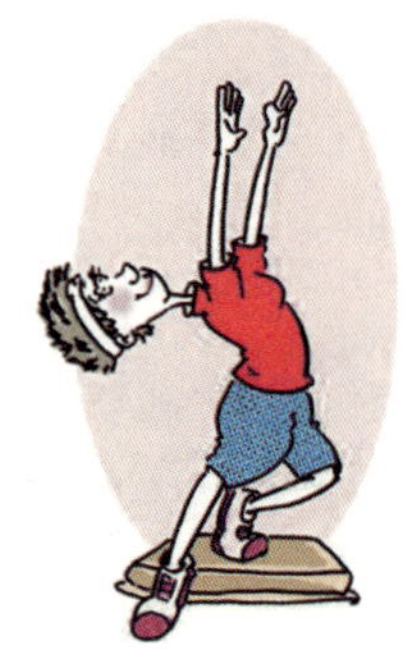

运动量包括每次运动持续时间和运动强度两方面。一般认为，冠心病患者的运动时间应以 30 ～ 50 分钟为宜。

运动强度可根据 Karvonen 公式来决定：

运动时的心率（%）=（最高心率－休息时心率）/ 休息时心率

最高心率 =210 －年龄（岁）

运动时心率＜ 50% 为轻度运动量，50% ～ 75% 为中等度运动量，＞ 75% 为重度运动量。冠心病患者应从轻、中度运动量开始，根据情况逐渐加大运动量。尽量避免剧烈的、对抗性的运动。

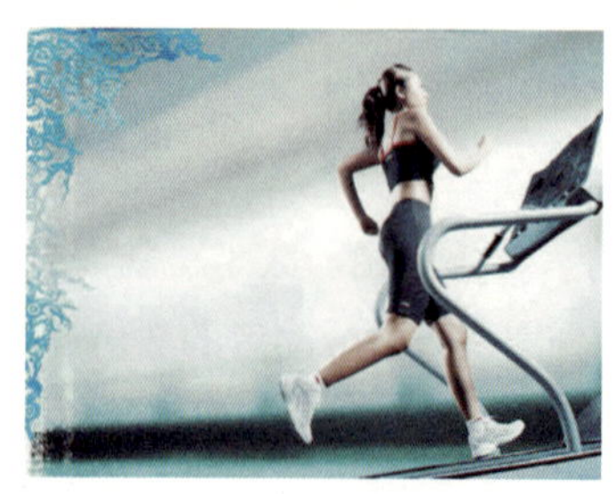

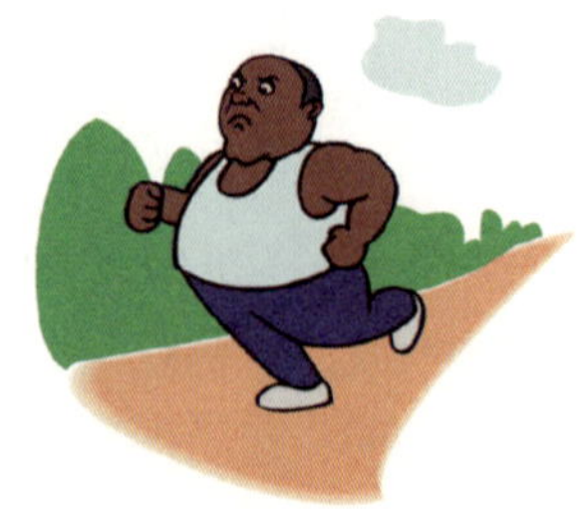

180. 冠心病患者运动时应注意什么?

冠心病患者运动时应注意下列几点:

(1)运动前应向医师咨询,以确定能否参加运动和体育锻炼,以及运动量的大小等。轻症、稳定的患者可作自我评估,连续下蹲10～20次或原地慢跑15秒,若无不适症状,则可进行运动锻炼。

(2)冠心病患者早晨的冠状动脉张力高,易出现心绞痛、心肌梗死、猝死等心血管意外事件,故最佳运动时间应在下午。饭后不能立即进行活动,一般建议饭后1～2小时后方可开始运动。

(3)避免剧烈的、竞技性的体育活动;禁洗冷水浴;不宜在活动后立即洗热水浴;严禁在无人监护区游泳;慎做深呼吸和与屏气有关的动作。

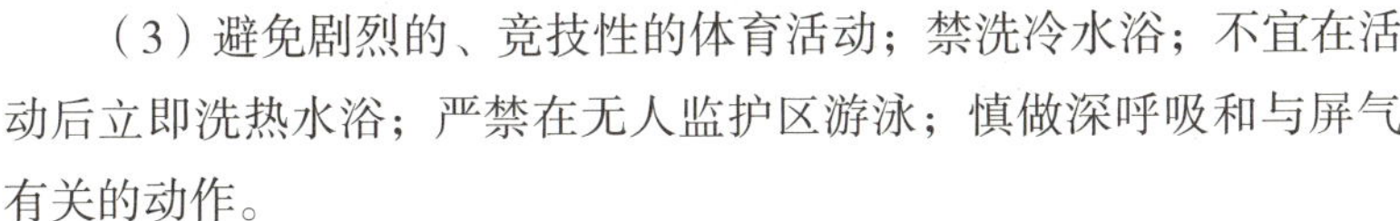

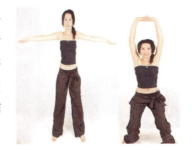

(4)运动前应做15分钟的准备工作,运动后应有15分钟的放松时间。运动时若出现胸痛、胸闷、呼吸困难、出冷汗、头晕、恶心、乏力,应立即停止运动,必要时请医师诊治。

(5)运动应持之以恒、循序渐进。

(6)外出运动时应携带急救药品,必要时应备有救生卡,写清姓名、年龄、地址、联系电话、疾病名和如何用药等。

(7)有下列情况者应禁止运动或严格限制运动量:

①急性心肌梗死、重度心衰、频发严重心绞痛、有室速等严重心律失常病史的患者;

②糖尿病尚未得到良好控制者;

③有传导阻滞、植入起搏器、服用洋地黄、高血压未良好控制者。

181. 冠心病患者可散步或跑步吗?

散步是冠心病患者最为适合的运动方式，它运动量适中、简单易行。除急性心肌梗死、严重心衰而需要绝对卧床休息的患者外，绝大多数冠心病患者都可进行散步活动。有资料表明，每日坚持 20 分钟以上的步行，其心电图心肌缺血性异常改变的发生率较少活动者低 1/3。

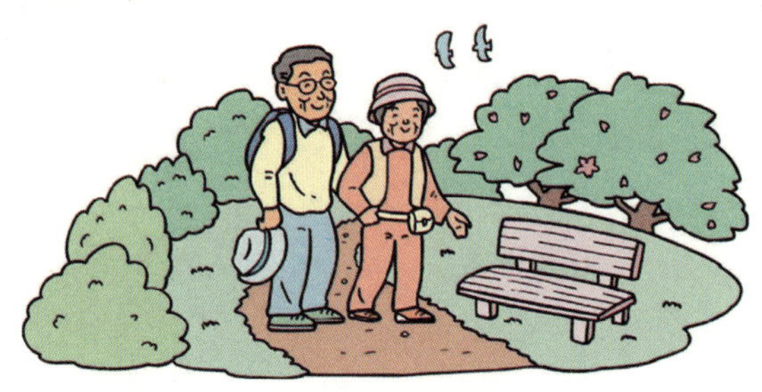

（1）散步的时间：可选择清晨或傍晚。

（2）散步的地点：应选择空气新鲜、环境优美的地方，如遇上坡、下坡时应放慢速度。

（3）散步的持续时间：根据自身条件而定，一般每日散步 30 分钟至 1 小时。

（4）散步速度：因人而异，最好匀速行进，不要时快时慢。

（5）休息时间：可根据具体情况适当休息 1 ～ 2 次，每次 3 ～ 5 分钟。

（6）准备工作：衣服不宜穿太多，但冬天应注意保暖，鞋袜要合脚舒适；放松情绪，一边散步，一边欣赏大自然景色；携带急救药。

（7）要求患者在散步前和散步结束后的即刻、3 分钟、5 分钟各测 1 次脉搏，并做记录；一段时间后应根据既往记录调整运动量。

跑步运动的运动量大于散步，且速度快、下肢负荷大。慢跑对冠心病的防治很有好处，它能加速冠状动脉循环，减少冠心病的发生。但跑步是一种体力消耗较大的运动，对老年冠心病患者或体质较差的患者来说，不宜采用这种运动方式。

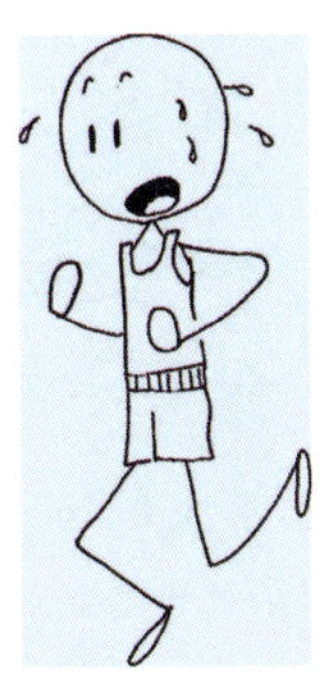

182. 散步对冠心病的防治有何价值？

散步是冠心病康复运动中最基础的运动，对冠心病的防治有重要意义。它对冠心病患者有下列好处：

（1）散步运动促进全身血液循环，包括冠状动脉的血液循环，同时，可使心肌收缩力加强、心排血量增加。

（2）有节奏的行走能使身体产生一种低频、适度的振动，这种振动可使血流加速、血管张力增加，同时可降低低密度脂蛋白、提高高密度脂蛋白，有利于防治动脉粥样硬化。

（3）散步可促进机体的新陈代谢，增加机体的能量消耗，使肥胖患者体重下降。

（4）散步能消除精神疲劳和情绪紧张。

（5）散步能帮助消化，防治便秘。

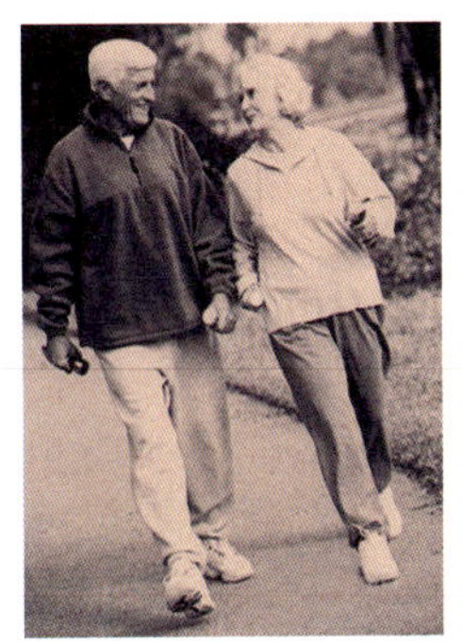

183. 冠心病患者睡前和早起时应怎样运动？

心绞痛患者宜在睡前和早晨起床后散步，早晨起床前应做胸部按摩。睡眠时心排血量减少，冠状动脉内腔缩小，血压处于最低点，脂肪容易在血管内沉淀。晚饭后血黏度增加，

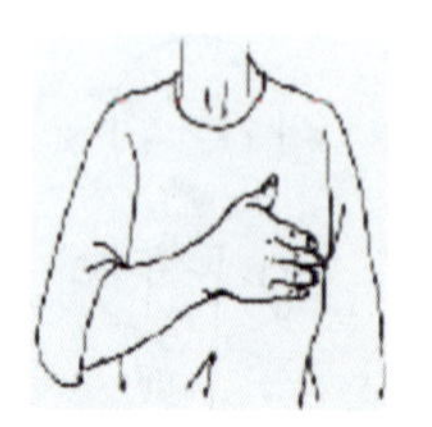

容易发生心肌梗死和心绞痛。睡前散步，可使下肢末梢血管血流加快、新陈代谢增加，有利于心肌梗死和心绞痛的防治。早、晚散步 10～20 分钟，并在散步前饮一杯水，可使血黏度下降。

冠心病患者在早晨起床后可因活动量较大而发生心绞痛和心肌梗死，故起床后尽量减少剧烈活动，可在起床前做胸部按摩。方法是：仰卧，将左右两手掌重叠于心前区，然后按顺时针方向旋转 50 次，接着再以逆时针方向旋转 50 次。完成后可舒展手臂，活动上肢。待自我感觉良好后再起床。

184. 冠心病患者骑车、游泳和登山时应注意什么？

骑自行车锻炼身体，不失为一种简便、随意的运动方式，但可能会因交通拥挤而造成精神紧张，甚至诱发冠心病。因此骑自行车锻炼时应注意：

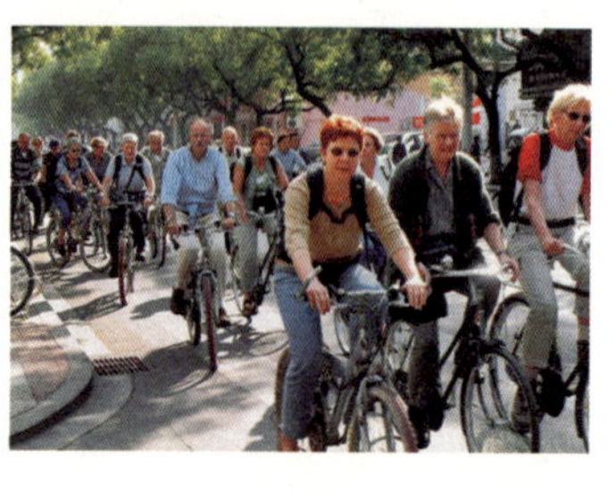

（1）应避开上、下班人员流动的高峰期。有条件者可将锻炼地点安排在运动场内。

（2）刮风、下雨、下雪等气候恶劣时不宜进行室外骑车锻炼，可在室内进行锻炼。

（3）注意“量力而行、量病而行”，骑车锻炼的距离和速度是步行锻炼的 2 倍，严禁追逐超车。

游泳也是一项全身性的医疗运动项目，重点是改善心肺功能，对冠心病的防治有益。但游泳时应注意：

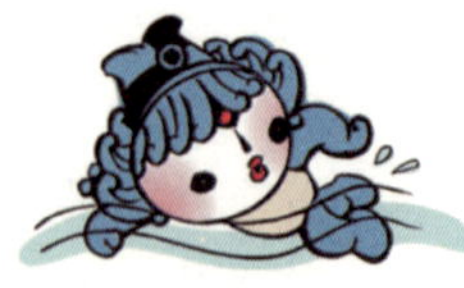

游泳

（1）水温应在 30℃～40℃。

（2）不可单独行动，禁止在无人看护的区域游泳。

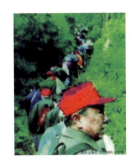

（3）入水前应做准备工作，熟悉游泳环境，避免不测事件的发生。

（4）游泳的速度、距离和时间应量力而行。

（5）若出现胸闷、胸痛等不适症状，应停止游泳，必要时请医师诊治。

（6）病情尚不稳定的冠心病患者不宜游泳。

登山运动的耗氧量大，可加重心肺负担。因此，该项运动仅适合病情稳定、心功能尚佳、平素有运动基础的冠心病患者。

185. 不同类型冠心病患者的运动处方有何不同？

不同年龄、不同体质、不同类型冠心病患者的运动要求应有所不同。

（1）急性心肌梗死

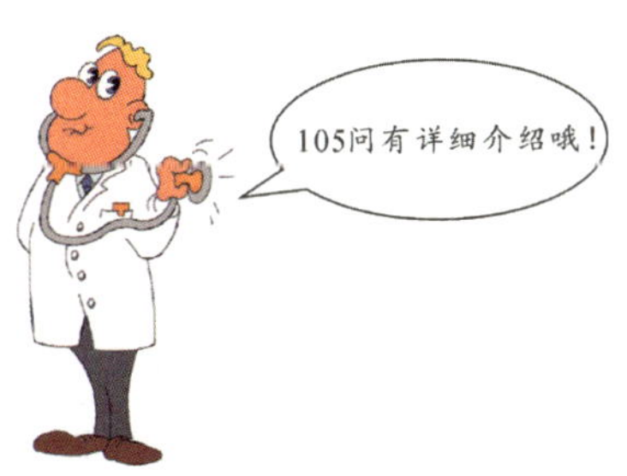

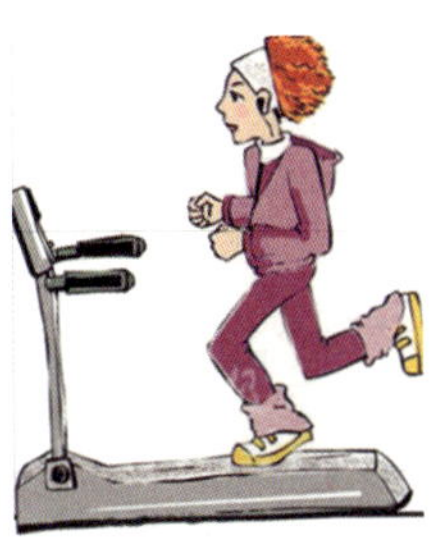

（2）心衰型、心律失常型冠心病：常有明显的心悸、乏力、胸闷、气促等症状，其活动量宜小不宜大，以活动后不出现症状为宜。若心衰明显，应适当地限制活动。

（3）心绞痛型或隐匿型冠心病：可适当增加活动强度和次数，要求持之以恒、循序渐进，根据自身特点，酌情选择散步、慢跑、骑自行车、打羽毛球、打太极拳等项目。心绞痛发作期、发作后1周内及心肌梗死发生半年内的患者，除散步外，不宜做其他运动。

186. 冠心病患者平时应注意什么？

冠心病患者平时应尽量避免诱发因素，禁烟忌酒，避免过饱饮食、情绪激动，注意气候变化。

（1）生活中注意两个“三联征”

①清晨、寒冷、劳累

a. 清晨血压波动明显，血液黏稠，心肌容易缺氧；

b. 寒冷刺激，血管容易收缩，加重了心肌缺氧，冬天寒流到达的第二天早上，应格外小心；

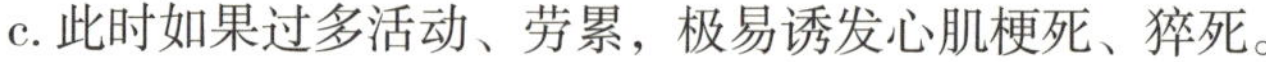

c. 此时如果过多活动、劳累，极易诱发心肌梗死、猝死。

②饱餐、饮酒、兴奋

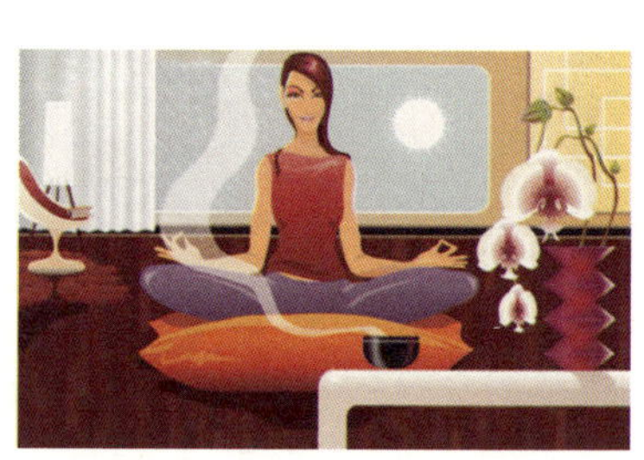

a. 饱餐使血流重新分配，胃肠血流增多，心脏血流减少，心肌容易缺氧；

b. 酒精刺激使心跳加速，心脏兴奋性增加，加重心肌缺氧状态；

c. 情绪激动，容易造成心肌梗死、心律失常。

（2）起床时注意“三个半分钟”

①睡醒后在床上躺半分钟；

②起床前在床上坐半分钟；

③下地前两腿垂在床沿再等半分钟。

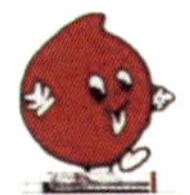

如果起床太快，体位突然变化会造成体位性低血压，引起脑缺血而出现意外。

187. 冠心病患者睡眠应注意什么?

冠心病患者必须有足量的、有效的睡眠，因此须更加注意睡眠质量。

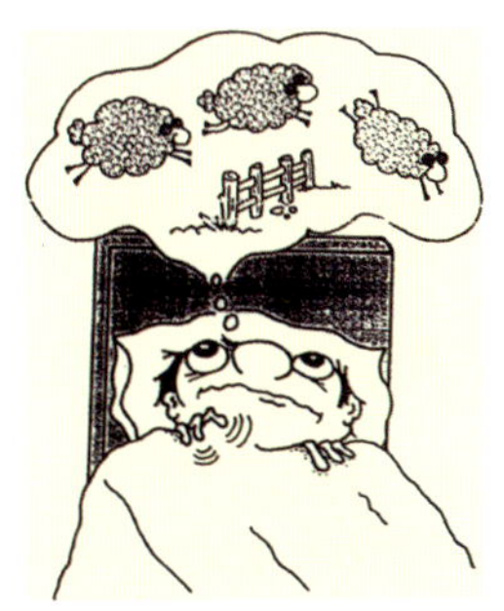

（1）安排好睡眠时间：睡眠习惯各有不同，但大多数人主张早睡早起，一般晚上 9—10 时入睡，早上 5—6 时起床，中午饭后可午睡 1 ～ 2 个小时。

（2）睡姿正确：主张右侧卧睡，这样可避免压迫心脏；而左侧卧睡可压迫心脏和胃部；仰卧时易将手放至胸部，引起恶梦。心绞痛病人夜间睡眠时应采取头高脚低位（床头比床尾高 20 ～ 25cm），这样可使回心血量减少，中心静脉压和肺动脉舒张压明显下降，从而减少心绞痛的发作。

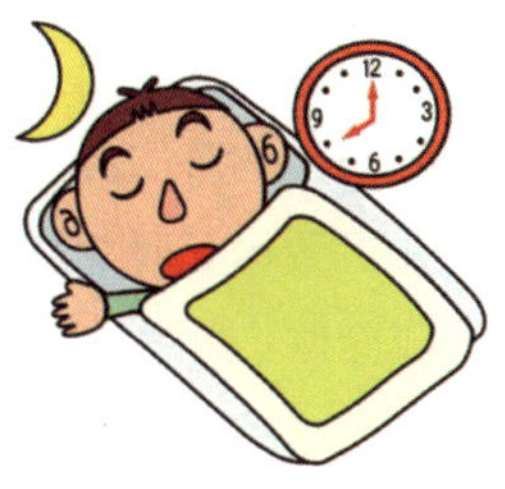

（3）居住和卧室环境：注意室内空气清新，严禁室内吸烟。

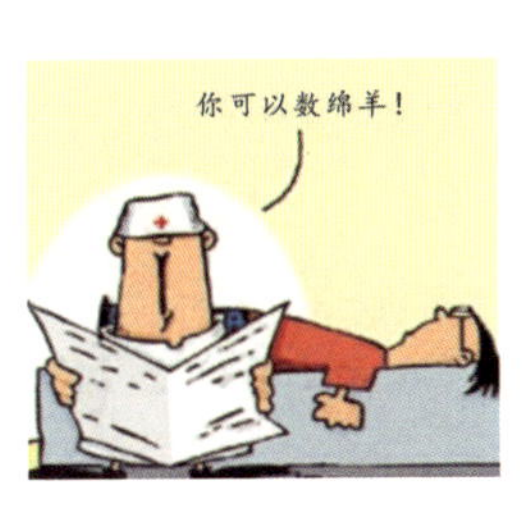

（4）睡前不喝浓茶、咖啡等刺激性饮料，以免影响睡眠。

（5）晚饭不宜过饱、过咸，睡前不宜大量饮水。

（6）睡前看书和看电视应适当，以免时间过长使精神兴奋而影响睡眠。

（7）睡前心情不好或焦虑时，可服安定或硝基安定以帮助睡眠。

188. 冠心病患者排便时应注意什么？

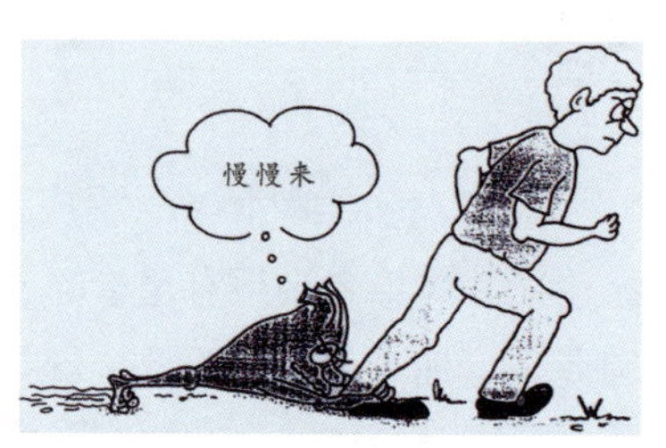

每个人排便的习惯和时间各不相同，从1天2次到2～3天1次，只要是软润大便，都是正常的。若大便次数减少，每隔4～7天或更长时间排便1次，且大便干燥坚硬，排便困难，称为便秘。

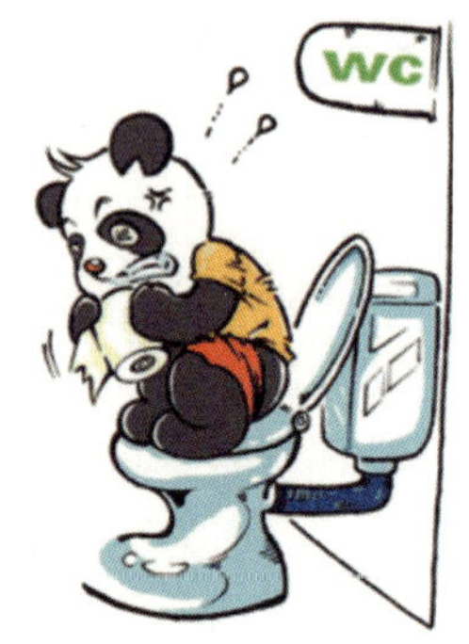

便秘对冠心病患者是不利的。粪便在肠道内滞留时间过久，大量组织胺被人体吸收后可引起头痛；排便时过度用力易使腹压增高，动、静脉内压力增高，心脏负荷加重，可导致心肌缺血加剧、心梗或心律失常，严重者可致猝死；用力排便可引发脑血管破裂而造成脑出血等；对长期卧床并发静脉血栓形成的冠心病患者，可致栓子脱落和肺栓塞；大便干结难解可造成腹胀、腹痛、烦躁不安等，加重心脏负荷，易诱发心绞痛、心梗、动脉瘤或室壁瘤的破裂。

急性心梗患者易致便秘，所以冠心病患者应注意饮食、适当运动，必要时进行药物治疗。

189. 冠心病患者可饮酒吗？

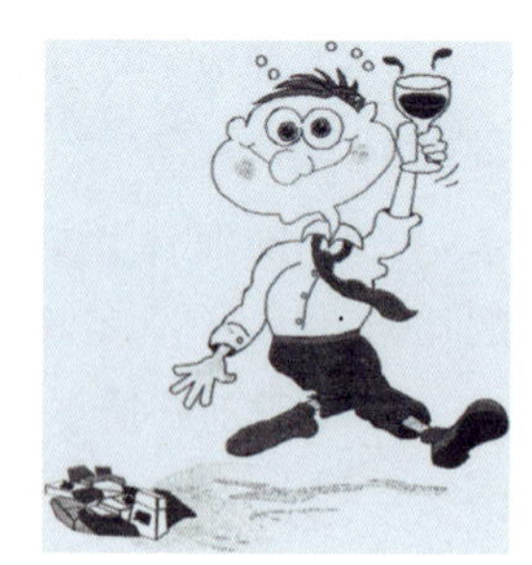

冠心病患者能否饮酒，饮酒是利大还是弊大，各家的意见并不一致。有人认为酒对健康有利；有学者认为酒不但对中枢神经系统有抑制作用，还可使血管扩张、心跳加快、心肌耗氧量增加，加重心肌缺血。作者认为，酒对人的利弊，关键在于饮酒量的多少。

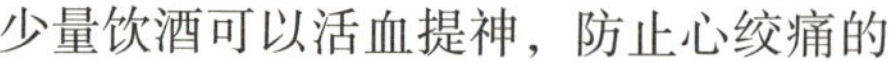

少量饮酒可以活血提神，防止心绞痛的

发生，对冠心病患者无害甚至是有利的，但大量酗酒易诱发心绞痛、心梗和心律失常。统计资料表明，少量饮酒的人发生心梗的概率比不饮酒者低 40%。

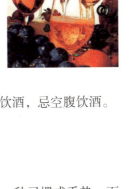

冠心病患者饮酒时应注意下列几个问题：

（1）饮低度酒（葡萄酒、黄酒等），不应饮烈性酒（白酒）。

（2）饮酒次数要少，控制饮酒。

（3）苦闷、烦恼、愤怒等情绪不佳时不要饮酒，忌空腹饮酒。

（4）严重冠心病或心梗患者应戒酒。

190. 冠心病患者可吸烟吗？

吸烟：冠心病的主要危险因素，不仅仅是一种习惯或手势，而且是一种慢性、成瘾性疾病。一支卷烟的烟雾中含有焦油 40mg，尼古丁 3mg，一氧化碳（CO）30mg，这三种物质对人体危害极大。尼古丁可直接刺激血管运动中枢，并刺激肾上腺素和去甲肾上腺素释放，引起心率加快、末梢血管收缩、血压上升；还可直接损伤血管内皮，使血中胆固醇水平增高，高密度脂蛋白水平下降，从而导致或加重冠心病。

选择适当方法帮助戒烟：

（1）转移注意力；

（2）逐日减量法；

（3）厌恶控制法；

（4）可以用戒烟药、糖、茶、贴片等；

（5）可服用中草药（地龙、鱼腥草、远志等）；

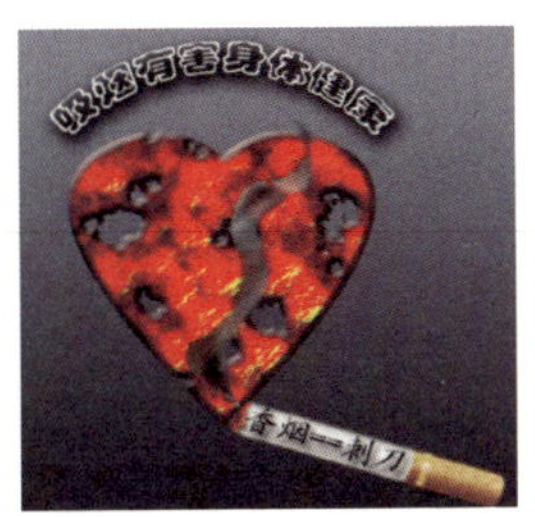

（6）可针刺或按压内关、合谷等穴位。

191. 冠心病患者娱乐时应注意什么？

冠心病患者可进行一些娱乐活动，包括打扑克、玩麻将、下象棋、跳舞等。娱乐活动可以帮助调节冠心病患者的情绪，转移患者注意力，使其忘却疾病、放松身心，有利于身体的康复。但冠心病患者和家属应牢记：娱乐时心情过分激动或处理其他事情不当也可诱发心绞痛、心肌梗死或猝死，因此冠心病患者在娱乐中应注意下列情况：

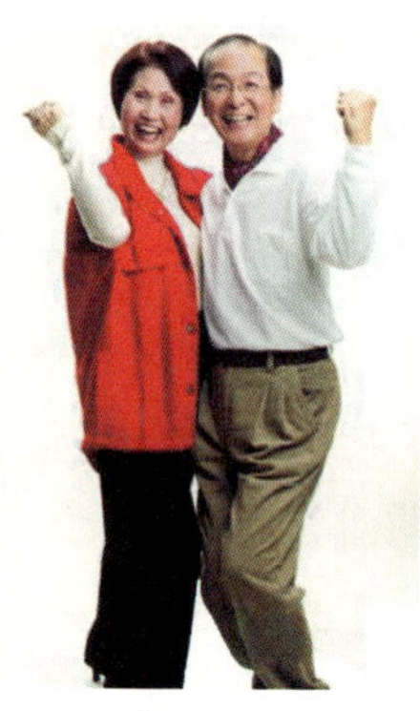

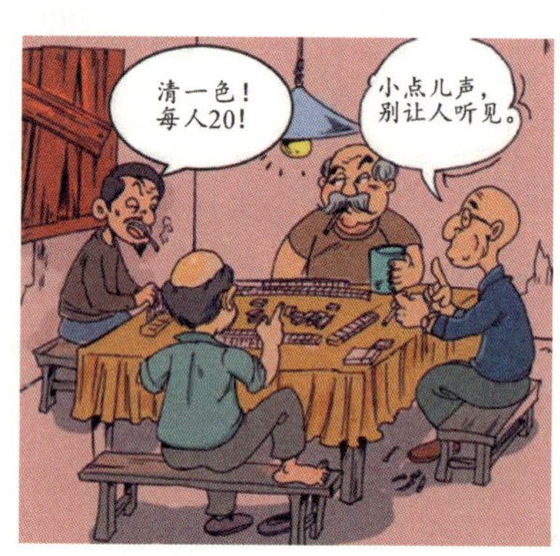

（1）应选择通风良好、空气新鲜、气候宜人的地方进行。

（2）避免情绪激动。

（3）娱乐活动时间应适当。一旦出现胸闷、胸痛、气促等症状，应立即停止娱乐活动。

（4）避免饱餐后或饥饿时进行娱乐活动。

192. 冠心病患者看电视时应注意什么？

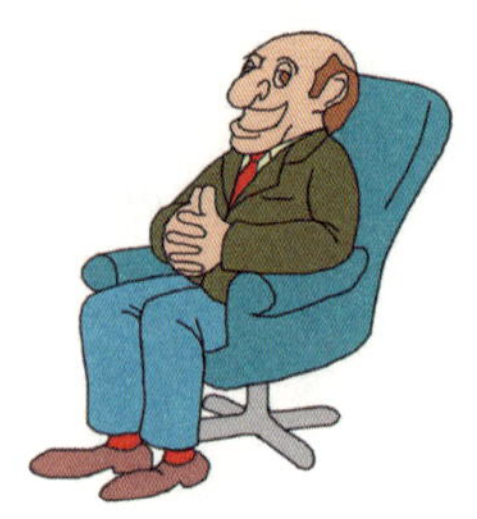

冠心病患者在看电视节目时应有所选择，须注意下列情况：

（1）在电视节目的选择上，应看一些健康向上，内容轻松、愉快的节目，不要看惊险、恐怖、悲伤的电视节目和竞争激烈的体育节目。

（2）看电视的时间不宜过长，电视音量也不宜太大。一般来说，看电视时间以 1 ～ 2 小时为宜，每半小时需活动一下身体，在周围走走或到阳台上放松一下。

（3）应采取欣赏和消遣的态度和家人一起观看，不要全身心投入，防止情绪波动。

（4）保持室内空气清新，家人不能抽烟。

193. 冠心病患者拔牙和外科手术时应注意什么？

有一点必须明确，冠心病心绞痛有时是以牙痛为首发症状，而严重的牙痛可诱发心绞痛，拔牙不慎也可导致心绞痛、心梗的发生。一般认为：冠心病患者拔牙前应请心内科医师会诊，只要掌握好指征，在严密的心脏监护下，绝大多数冠心病、心梗患者可安全拔牙，但应注意下列几个问题：

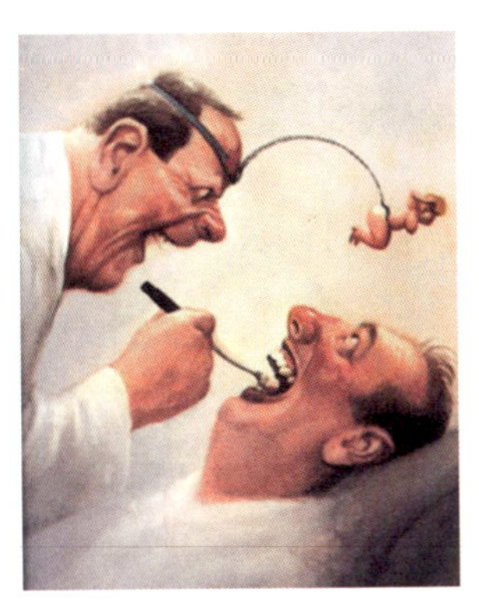

（1）冠心病心绞痛患者在拔牙前必须积极治疗冠心病，等病情稳定后再拔牙。

（2）拔牙前应在医师指导下适当服用镇静剂，使患者能得到充分休息。

（3）不应在空腹或饱餐后拔牙。

（4）拔牙时，冠心病患者应提醒牙科医师自己有冠心病、心梗病史，尽量不要使用肾上腺素，可选择利多卡因作麻醉剂，以免引起心率增快而诱发心绞痛和心律失常。

（5）麻醉要安全，操作要熟练，动作应轻柔，尽量减少疼痛刺激、出血和损伤，以免引起患者精神紧张而诱发心绞痛。

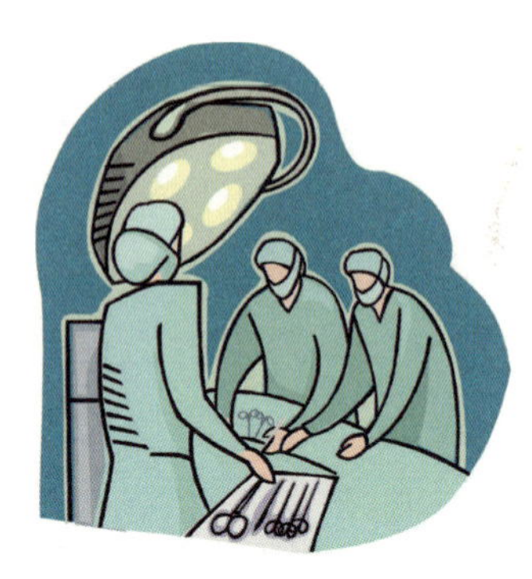

（6）如无特殊情况，应分期分批拔除病牙。

（7）拔牙前可服长效消心痛，同时备好抗心绞痛药物，必要时，口腔科医师应与心内科医师密切合作，并在心电监护下拔牙。

有下列情况者不应拔牙：近期心绞痛频发；半年内有心梗史者；近期有心衰者；有严重心律失常者。

心梗病人最好在梗死发生 1 ～ 2 年后进行牙科手术。若是较急的手术，也最好延期至病后 3 个月进行。此外，还应根据手术的大小和病情的轻重缓急来作决定，必要时应请内科医师会诊。

194. 冠心病患者旅游和性生活时应注意什么？

旅游：

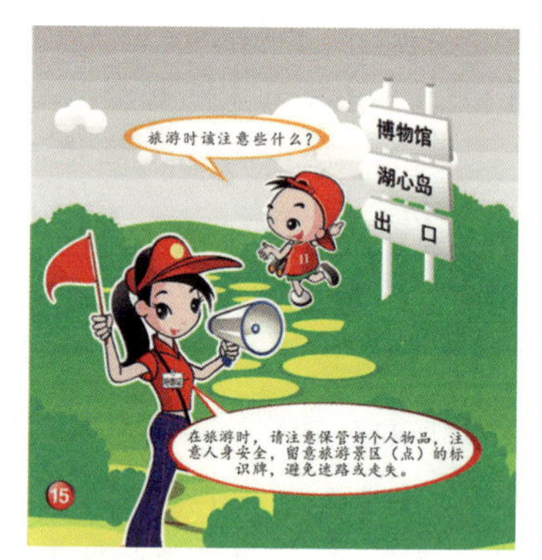
旅游时该注意些什么？
博物馆
湖心岛
出 口
在旅游时，请注意保管好个人物品，注意人身安全，留意旅游景区（点）的标识牌，避免迷路或走失。
15

医生会告诉患者什么时候适合外出旅游。出行之前，先看看下面的建议：

（1）将药物随身携带，当需要时可立即拿到。

（2）将行李和包裹打包，携带起来更方便些。避免提过重的箱子，尽量让别人帮助拿比较重的行李。

（3）要有充足的时间赶飞机、火车、汽车，千万不能快跑。

（4）旅行途中每 2 小时尽量站起来走走，或在座位上做些简单的活动，活动活动腿脚，预防血栓形成。

（5）若是去高海拔或较冷、较热的地方，最好先征询医生的意见。

每到达一个地方，先休息，再尽情地去玩。

性生活：

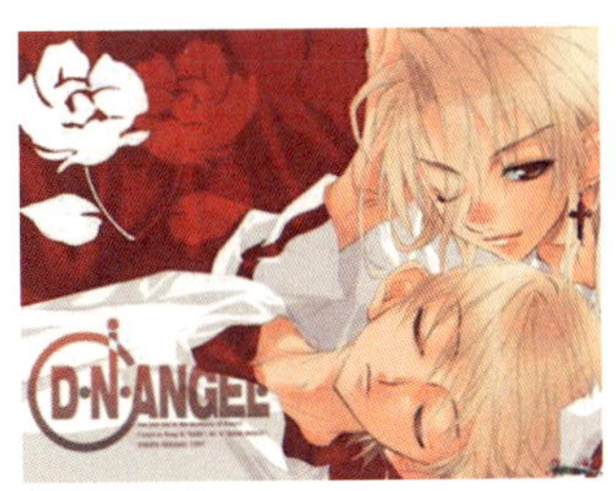

大多数人在心梗恢复 3～6 周后可恢复性生活。若患者爬 2 层楼后未感到胸痛和胸闷不适，就能进行性生活。

一般来说，年龄在 50 岁以下，能上 3 层楼而无不适症状的患者可以过性生活。为预防心绞痛发作，可在同房前 10 分钟服用硝酸甘油片；上 3 层楼而感到不适、心率在 110 次 / 分以上者暂不要过性生活。下列情况下应禁止性生活：

（1）发生心梗 3～6 周内。

（2）近日心绞痛频繁发作。

（3）平时常感心前区不适、心悸、气促、胸痛。

（4）饱餐、烦恼、焦虑、疲劳状态下。

（5）性生活中或事后出现胸痛、心悸等症状或心率＞120 次 / 分。

195. 冠心病患者洗浴时应注意什么？

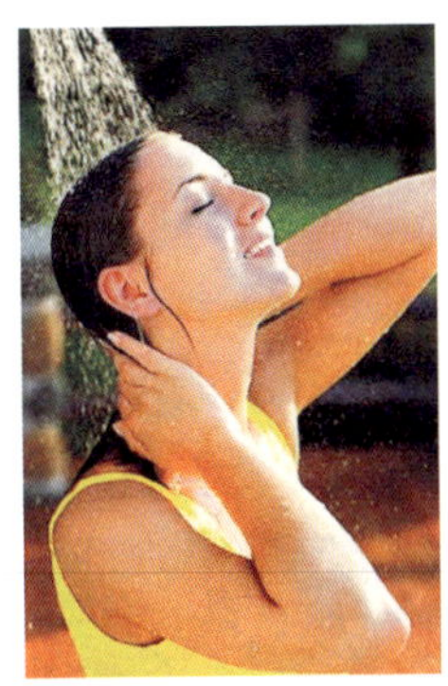

冠心病患者洗浴时，水温应控制在 25～40℃，不适合过热的热水浴、蒸汽浴、桑拿浴等。冠心病患者洗浴时应注意：

（1）服药后再进行洗浴。

（2）严禁饱餐后洗浴。

（3）注意保暖，但水温绝对不能过高。

（4）忌冷水浴，以防止心绞痛发作。

（5）注意通气和室内的湿度。

（6）洗澡时要有人陪同。

196. 冠心病患者进餐时应注意什么?

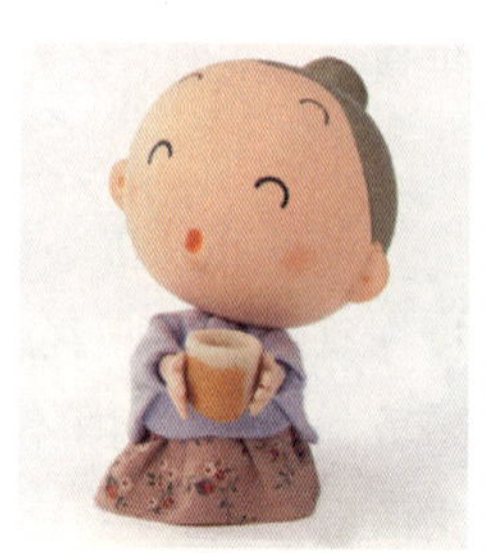

冠心病患者应当按照饮食要求和原则，选择适合自己的食物。

（1）规律进餐，一日三餐：坚持“早吃好、午餐饱、晚吃少”的原则，多样化、不偏食。

（2）有粗有细：要粗细粮搭配，一周吃2～3次粗粮。

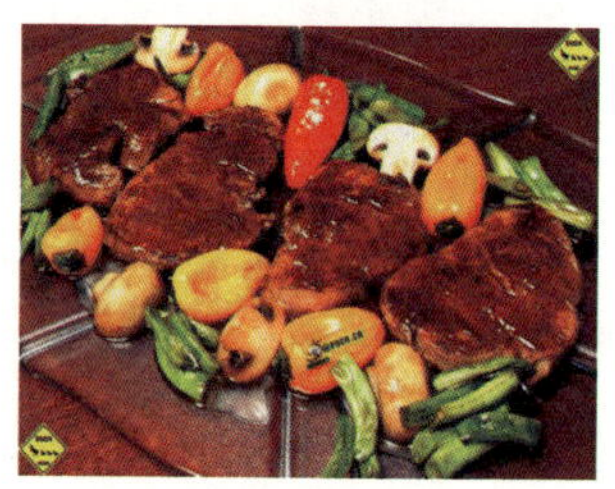

（3）不咸不甜：做饭时少放糖和盐，少吃甜食。

（4）七八成饱：忌暴饮暴食，少量多餐（正在进行降糖治疗的糖尿病患者除外）。

197. 冠心病患者饮茶和可乐等饮料时应注意什么?

茶叶、咖啡和可可号称世界三大饮料。茶叶中含有400余种化学成分，包括咖啡、茶碱、鞣酸、茶多酚、氨基酸、维生素等。咖啡、可可中含有咖啡因，对胃肠道有刺激作用，可引起恶心、呕吐，还可引起心动过速、心律失常、心绞痛等。

（1）咖啡因和茶碱能兴奋呼吸和心血管中枢，使呼吸加深、心肌收缩力加强、冠状动脉扩张，同时还有利尿作用。

（2）鞣酸有消炎、解毒、抗菌等作用。

（3）茶多酚、维生素、氨基酸等对冠心病患者有益处。

茶等饮料对冠心病患者有益，但若饮用不当，仍会产生不良影响。

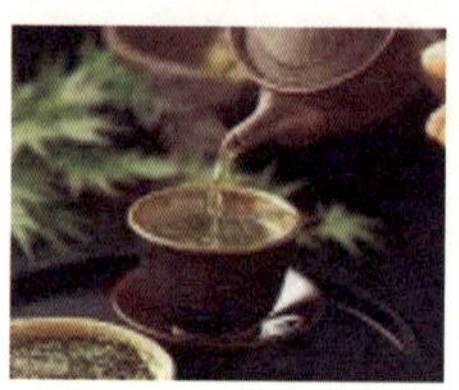

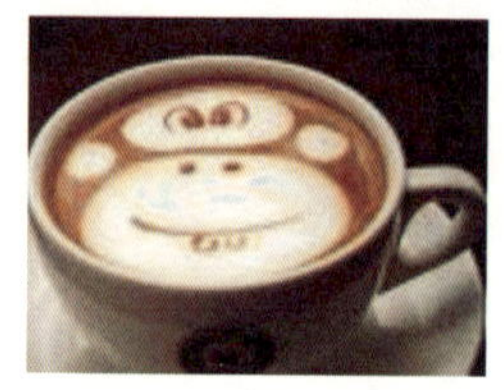

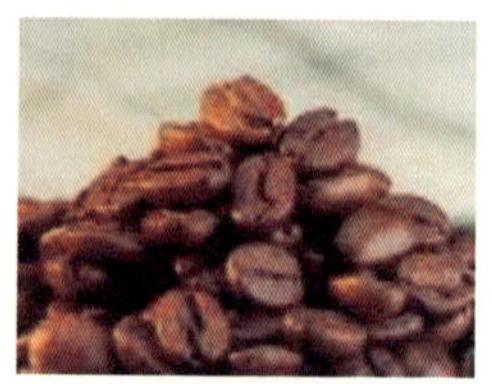

冠心病患者饮茶等饮料时应注意下列问题：

（1）茶宜清淡，不要饮浓茶。浓茶所含的过多咖啡因可致兴奋、失眠和不安；浓茶中的大量鞣酸可影响蛋白质等营养成分的吸收，还可致便秘。

（2）宜喝热茶，切忌喝冷茶。冷茶入胃可刺激迷走神经，导致心律失常。

（3）临睡前不宜喝茶。茶叶有兴奋中枢神经、强心、利尿作用，晚上饮茶可致失眠、夜间多尿，并影响正常睡眠。

（4）口服药物时不宜用茶水送服，因茶水中的鞣酸可与药物结合成不易吸收的物质而沉淀，影响药物的治疗效果。有便秘的冠心病患者不宜饮茶，茶中的鞣酸可加重便秘。

（5）饭后不宜立即喝茶，鞣酸可影响蛋白质、铁、维生素 B 等的吸收，引起消化不良或某些营养物质缺乏。

（6）不饮过夜茶，不用沸水冲茶，最好用 70 ～ 80℃的热开水泡茶。

（7）伴有溃疡病的冠心病患者不宜饮茶，以免引起上消化道出血。

（8）应根据患者体质、病情选择茶叶。绿茶主要用于阴虚火旺者（口干、潮热、盗汗、舌质红、苔少、脉细速）；红茶主要用于脾胃虚寒者（乏力、面色苍白、口干、四肢不温、大便稀薄、舌质淡、脉弱）；花茶适用范围广；乌龙茶具有减肥降脂作用。

（9）冠心病患者忌畅饮可乐等饮料，大量饮用（一次饮 10 瓶可乐）可产生中毒症状，出现躁动不安、呼吸急促、肌肉震颤、心动过速等。

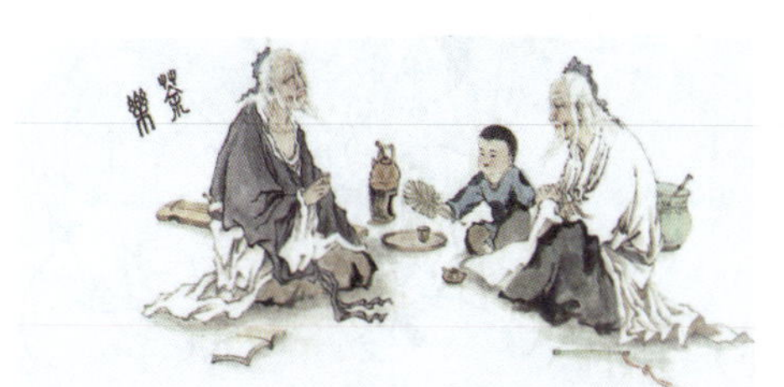

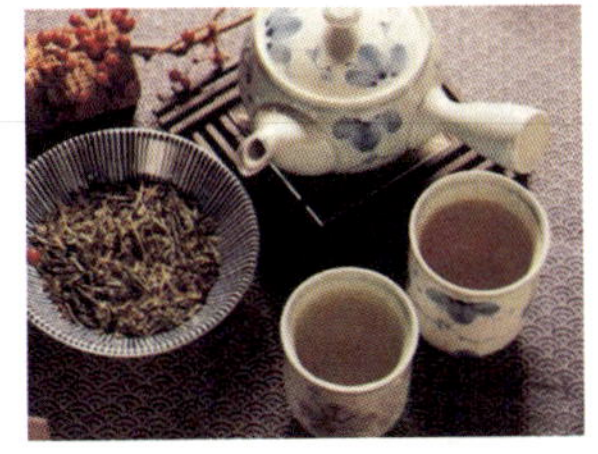

冠心病患者大量饮用饮料可诱发心绞痛、心律失常等。

（10）咖啡可使体重增加、血糖升高、血胆固醇成分比例失调，对冠心病和心肌梗死患者都是不利的。高胆固醇血症者和冠心病患者最好不要喝咖啡。

198. 冠心病患者能乘坐飞机外出吗?

一般来说，日常活动时无明显不适的患者，是可以乘坐飞机外出的。冠心病患者在乘飞机前应到医院检查，征求医师意见，并携带必要的急救药物。

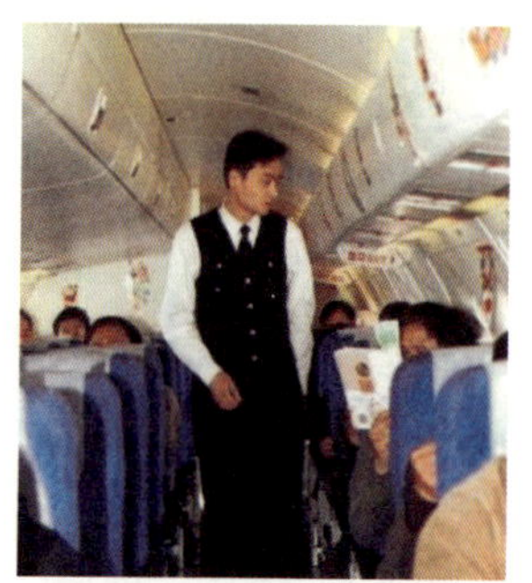

若患者有下列情况，则近期不宜乘飞机（飞机转运患者除外）：

（1）急性心肌梗死，未能有效控制较严重的心律失常、休克和心力衰竭者。

（2）频发心绞痛、心肌梗死前综合征、高血压未控制者。

（3）心肌梗死急性期和急性心肌梗死恢复期患者。

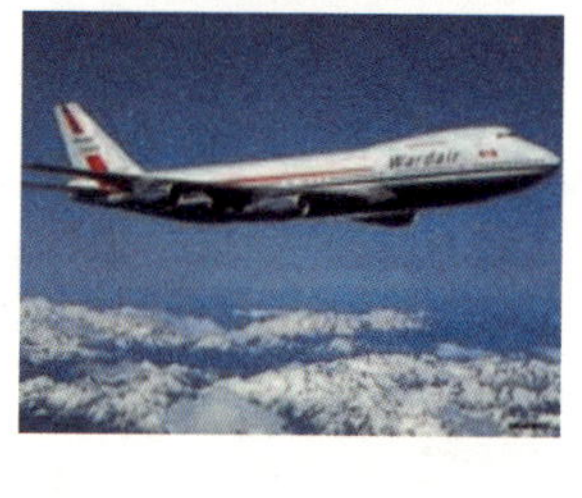

（4）心功能不全，稍活动即感气促、胸闷者。

（5）严重心律失常等。

199. 冠心病患者参加聚会时应注意什么?

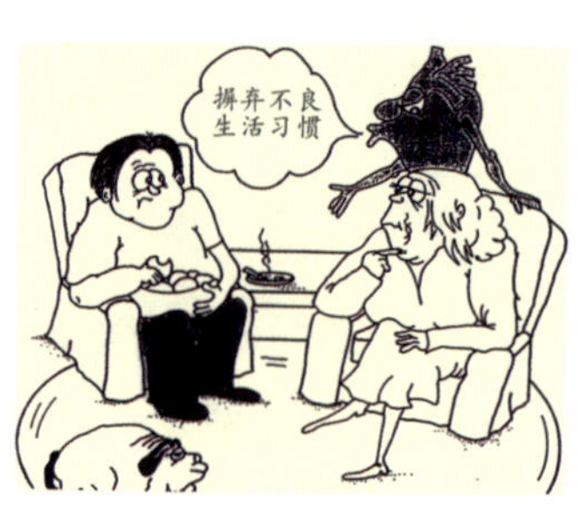

冠心病患者参加聚会时应注意下列问题：

（1）必须随身携带必要的急救药品。

（2）不要过多地参与讨论和争

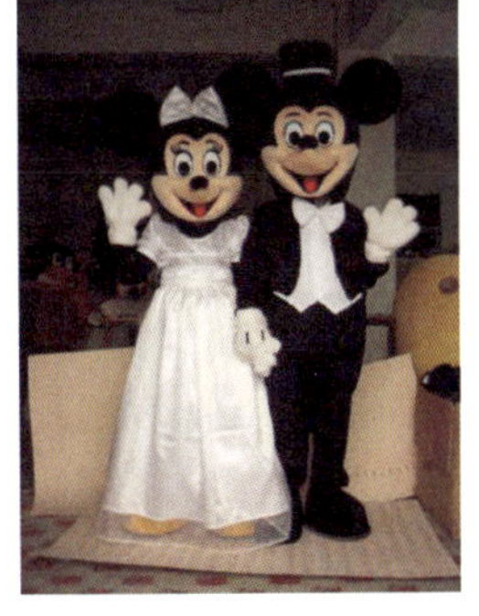

论，应以听为主，尽量避免情绪激动。

（3）应尽量避开不愉快的话题和伤感的回忆。

（4）切忌暴饮暴食，尽量不饮酒或少量饮酒，不饮烈性酒，可以用果汁等不含酒精的软饮料代酒。

（5）聚会时若出现体力不支或胸闷不适等情况，应向朋友说明，可提早退席，切忌勉强支撑。若出现心绞痛等症状，应立即含服硝酸甘油片等急救药物，并找一处安静的地方休息。

（6）注意保暖，不要随意减少衣服，防止感冒。

（7）注意室内通风，尽量不吸烟。

（8）若回家时已晚，应有人陪同回家，不可单独行动。

200. 为什么冠心病患者应避免情绪激动和过度劳累?

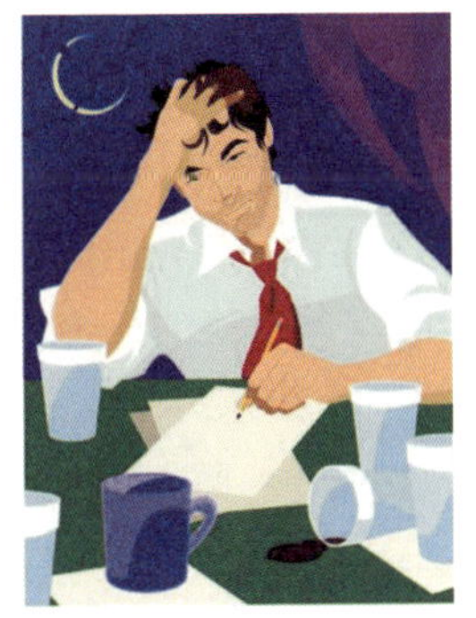

情绪对冠心病的影响很大，冠心病患者应尽量避免情绪激动，特别是当家中发生灾祸或不幸时，更应保持冷静，注意休息，设法保持良好的睡眠。也可从事一些轻体力劳动，以转移注意力。

过度劳累可使患者身心受到损害，心肌耗氧量增加，极易诱发心绞痛。对患冠心病的老年人来说，避免过度劳累，特别是精神疲劳，尤其重要。

201. 为什么冠心病患者应避免屏气、大笑和深呼吸?

屏气（深吸气后紧闭声门用力呼气）动作可使血压产生如下变化：因胸腔内压增高而使血压上升；因回心血量减少和心排血量减

少，血压随之下降，反射性引起心率加快；用力结束长呼气，胸腔内压下降，可使血压进一步下降，甚至下降至原来水平以下。因此，冠心病患者应避免屏气和与屏气有关的动作，如俯首提重物、用力解大便、伸手向远处递东西等。

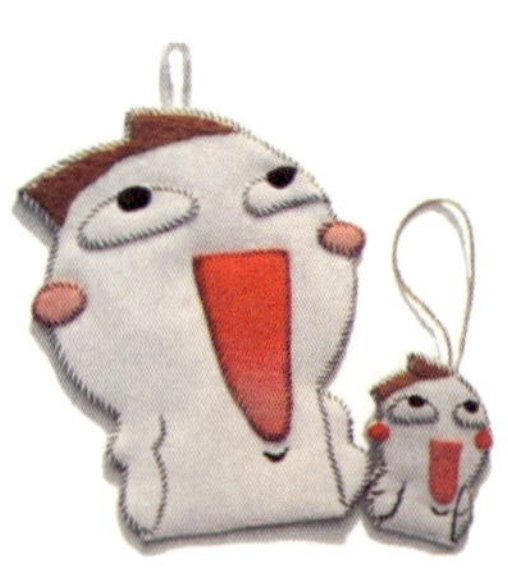

冠心病患者不宜大笑，大笑可使交感神经兴奋、肾上腺分泌增加、血液循环加速、心率加快、心肌耗氧量增加，从而加重心肌缺血缺氧，易诱发心绞痛、心肌梗死或心律失常等。

深呼吸不能缓解心绞痛症状，对冠心病患者是有害无益的。同时会造成体内含氧量增加，二氧化碳含量降低，从而打乱体内氧与二氧化碳的平衡，引发人体生理功能紊乱，如体内酸性物质下降和碱性物质相对增加，严重时可导致碱中毒；深呼吸还可导致冠状动脉痉挛、支气管痉挛等。故冠心病患者忌长时间深呼吸。

202. 冠心病患者的居住环境有什么要求?

冠心病患者居住环境的好坏直接影响疾病的康复，因此对冠心病患者的居住环境应有下列要求：

（1）要求室内安静，居室的噪声白天应小于 50 分贝，夜间小于 45 分贝。

（2）要求居室通风，可定时开启门窗。

（3）要求居室温度和湿度适宜，以 20℃的室温及 60% 的湿度

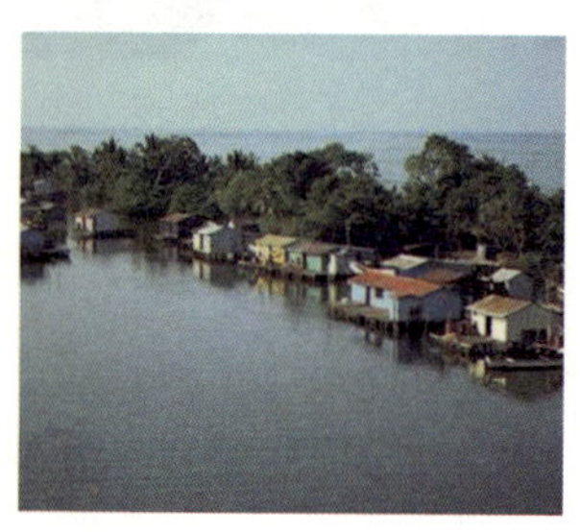

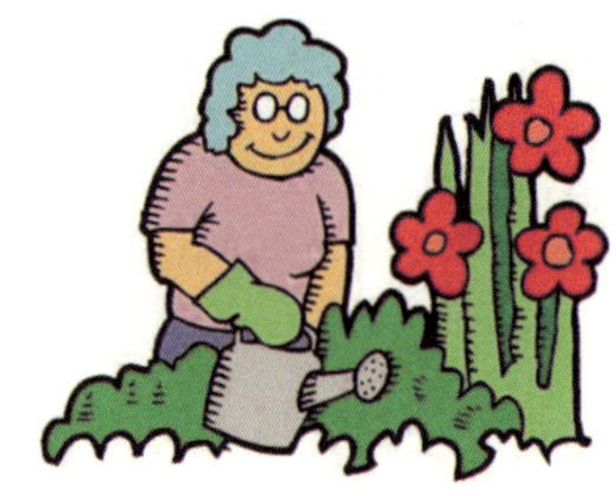

为宜。

（4）要求居室布局合理，居家家具简洁，便于患者活动。

（5）其他：花草应放于阳台上或居室外；厕所以马桶或坐厕为佳；等等。

203. 心梗患者如何实施家庭锻炼计划？

循序渐进是锻炼计划的宗旨。在家时，每周可增加 1 ～ 15 次的重复锻炼。坚持每天锻炼，直至恢复到正常的日常生活。下面是几种在家锻炼的方法：

（1）坐位

抬膝向胸，然后把脚放松至地板上；不要长时间坚持，更换腿的动作。

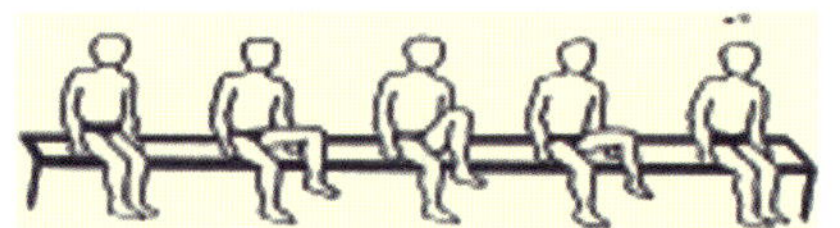

将膝盖伸直，然后收回，把脚放在地板上，两腿交换做。

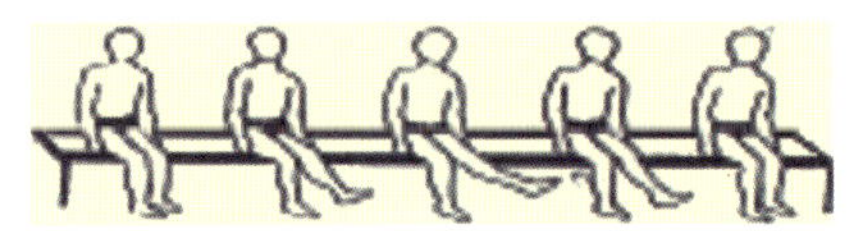

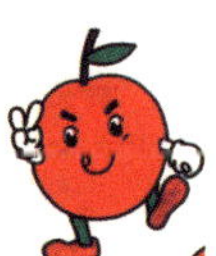

（2）站立

将手臂画大圈，每天更换方向。

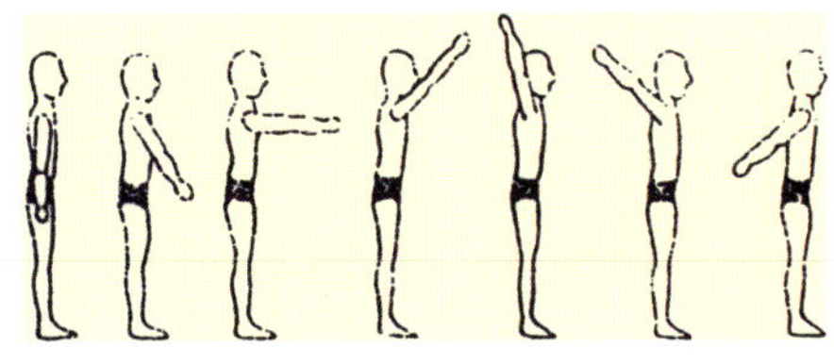

扭动腰肢，从左转向右（行胸外科手术者不要做）。

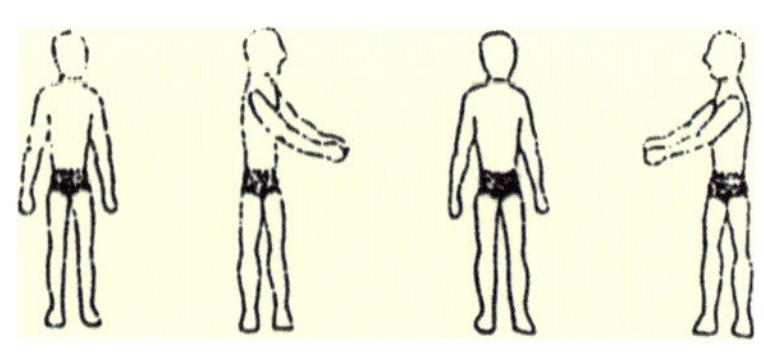

将躯干向同侧腰侧弯，左右交换做。

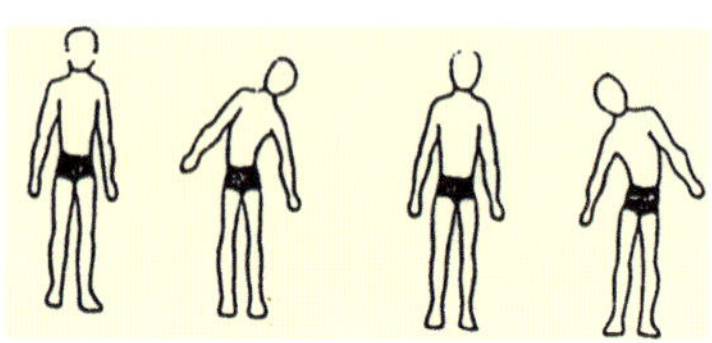

半蹲，然后回复至站立位。

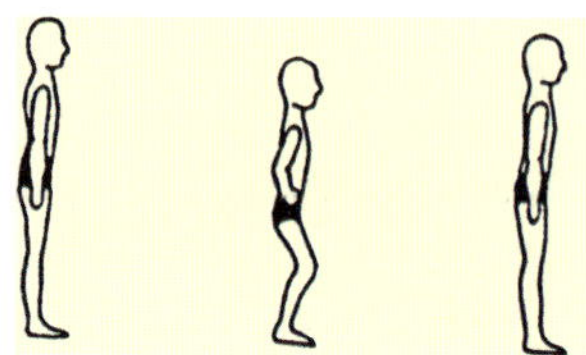

开始户外活动后可按下表增加活动量

心梗后	距　离	时　间
第 3～4 周（每天 2 次）	100m/ 次	5 分钟
第 5～6 周（每天 2 次）	100m/ 次	10 分钟
第 7 周（每天 1 次）	400m/ 次	15 分钟
第 8～9 周（每天 1 次）	500m/ 次	20 分钟
第 10 周（每周 3～4 次）	700 ～ 1000m/ 次	30 分钟

每次散步结束后，检查脉搏，不要急于求成。如果感到很累或气促，应停止练习。假如不能缓解或症状加重，应立即通知医生。

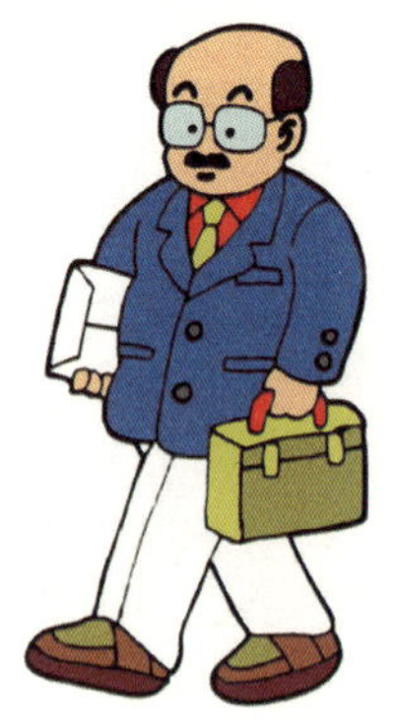

204. 心梗患者如何进行心理调护?

（1）支持性心理治疗：以解释、鼓励、安慰、保证和暗示等方法进行治疗。有计划地使患者了解：①何谓冠心病、心肌梗死；②易患因素及控制方法；③早期康复训练的意义及具体计划；④怎样预防复发，并使其正确认识自身当前状态，振作精神与疾病斗争，建立高质量的回归社会的信心。

（2）环境布置舒适。

（3）正确使用镇静、安眠药物。

（4）向家属交待病情、诊疗计划和预后。

（5）文体活动：病情允许时应尽早听收音机、阅读书报杂志，以减少孤独感。病情持续好转后，可根据爱好参加文体活动。

（6）生物反馈疗法：使患者身体、精神全面放松。加强心理诱导，使其向正常转化。

（7）行为矫治：对着急、持续的时间紧迫感和无端的敌意进行耐心的矫治，要持之以恒。

此外尚有音乐疗法、心理疏泄法、暗示疗法、认知调整法、领悟疗法等。

205. 心梗患者出院后应注意什么?

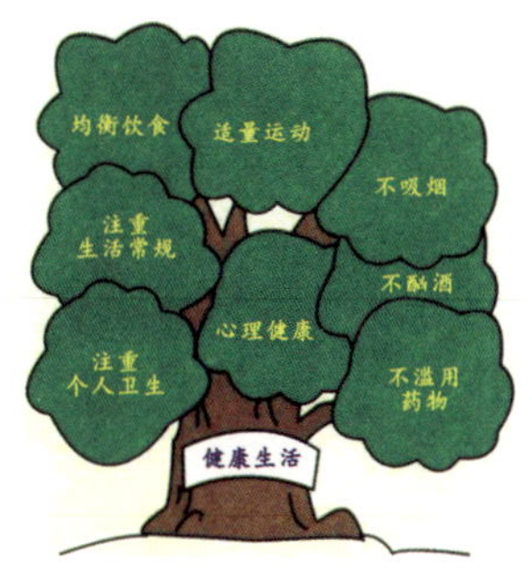
均衡饮食
适量运动
不吸烟
注重
生活常规
不酗酒
心理健康
注重
个人卫生
不滥用
药物
健康生活

心肌梗死患者经住院治疗，病情一般恢复得较好。但是许多患者出院后，由于缺乏健康知识，导致病情复发或加重。为了防止病情反复，在家疗养期间应注意以下事项：

（1）心理健康

保持心情愉快，心境平静、开朗，避

免情绪激动，避免直接参加或观看竞争性强的运动，避免过度疲劳。

（2）改变生活方式

①饮食要清淡，多食新鲜的蔬菜和水果，提倡低脂、低盐、低热量、低胆固醇、易消化饮食，要少食多餐，勿过饱。

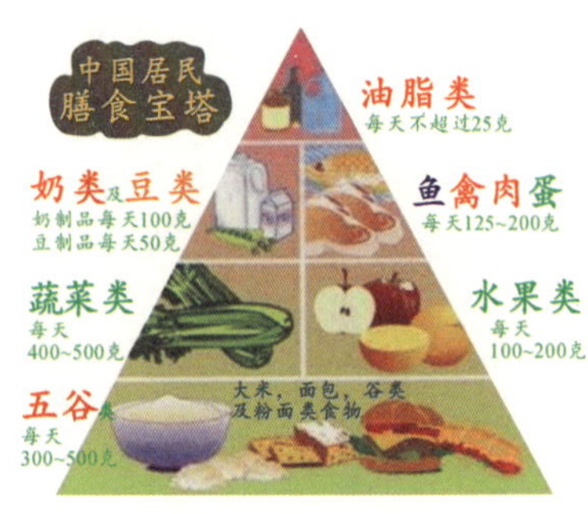

②养成定时排便的习惯，保持大便通畅。要掌握合理的饮食结构和腹部按摩的手法，必要时家中备妥缓泻剂。

③注意保持情绪稳定，避免过度劳累，勿过喜过悲，保持充足睡眠。注意气候变化，及时添加衣物，减少由于寒冷刺激使血管收缩而引起的梗死。

④戒烟限酒、运动适量：如果活动或运动后，出现心悸、气促、胸痛、心率过快或心律失常，可能是运动量过大，需调整运动量。运动应持之以恒，才能收到效果。

⑤节制房事、切忌纵欲：急性心肌梗死患者何时可恢复性生活，因人而异。一般来说，恢复3～6周后可逐步恢复性生活，但不宜过频，应控制在生理要求的最低限度。

（3）合理用药：患者出院后多数要继续服药治疗，以巩固疗效、减少再梗死。因此，患者须了解所用药物的作用、用法、剂量、副作用及注意事项等，按时服药，勿随意增减或停药。常用的硝酸甘油片、消心痛等药物要随身携带，并注意避光防潮保存，一旦发病，及时服用。应经常检查保健盒中的药物，及时更换，防止过期失效。

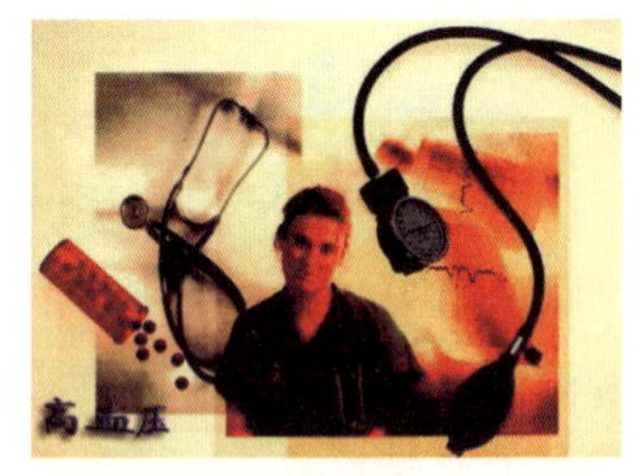

（4）定时复查：病情是不断变化的，故要定期检查心电图，出

现典型或不典型症状时，应及时到医院就诊，在医生指导下对所用药物作出调整，以便安全有效地进行治疗。

206. 急性心梗患者的康复计划和运动处方如何执行？

急性心肌梗死患者病后早下床、早活动和早出院已成为急性心肌梗死的康复医疗原则。早期制订最适宜的恢复活动计划，对防止肌肉和血管神经的调节紊乱及稳定病人情绪，均有所裨益。

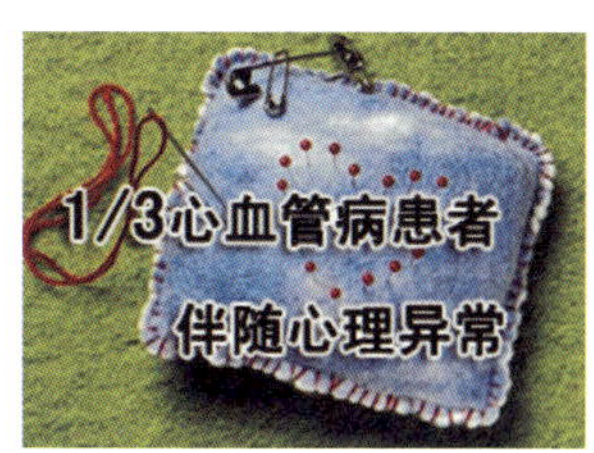

急性心肌梗死康复医疗分期：

一般将急性心肌梗死分成4个阶段或时相：

（1）时相Ⅰ：发病后3～5天，在监护病房；

（2）时相Ⅱ：其余住院时间，在一般病房；

（3）时相Ⅲ：出院后8周内，在患者家里；

（4）时相Ⅳ：8周后，恢复工作以后。

实施步骤：

（1）时相Ⅰ：患者刚入院，病情危重，除抢救外，此阶段重点是：①对患者进行心理治疗，对患者及家属进行相关卫生宣传教育；②待病情允许后开始康复活动。

对无并发症、无胸疼、病情稳定的患者，在向患者及家属详细解释后，可按“等张低强度”原则，逐渐开始体力活动。如先被动活动肢体，继之主动活动肢体，自行喝水，床上洗脸、进餐，床边便桶大小便、床边坐椅子等。

进行这些活动应有医护人员在场监护，现场应有抢救设备，有下列情况出现时应立即停止：

a. 心率超过110次/分。

b. 有胸痛、呼吸困难或过度疲劳。

c. 有心律失常出现。

d. 心电图有心肌缺血性改变。

e. 收缩压升高大于 4kPa（30mmHg）或舒张压有下降情况。

（2）时相Ⅱ：转入普通病房后，病情稳定，治疗项目也大为减少，体力活动可相应增多。逐步增加肢体活动、坐椅子、下床活动的时间，并可到走廊散步，甚至练习上、下楼。

应注意：

①在活动前后必须有充分的休息时间，餐后应休息 30 分钟以上。

②各项活动应在医护人员指导下进行，新的活动项目开始时，应有监护。

③避免做等长性活动，如提物、负重等。

④活动前、中、后以遥测方法观察心电图和心率最为理想，如条件不允许，应数脉搏、测血压和常规心电图检查。

⑤活动前、中、后均应仔细询问患者的自觉症状及对活动的反应等。

⑥认真做好康复活动记录。

此期应将宣传教育作为重点，如关于冠心病常识、饮食、体力活动、性生活、戒烟、服药等方面的注意事项等。

（3）时相Ⅲ：从出院至恢复工作之前的一段时间，为恢复期。患者大病后出院，往往兴奋性活动增多，对此应予以限制。指导患者逐步增加体力活动。

回家后短期内，应维持出院前活动水平，除生活自理外，可做些擦桌子、洗碗筷等轻家务劳动。费力的劳动或紧张兴奋的文娱节目，则必须避免。

（4）时相Ⅳ：又称复原维持期，自恢复工作到生命的其余时间。

应先做运动负荷试验，确定最大心率和最大耗氧量，然后按运动处方进行康复训练。

预防与康复护理篇

207. 冠心病可以预防和治愈吗?

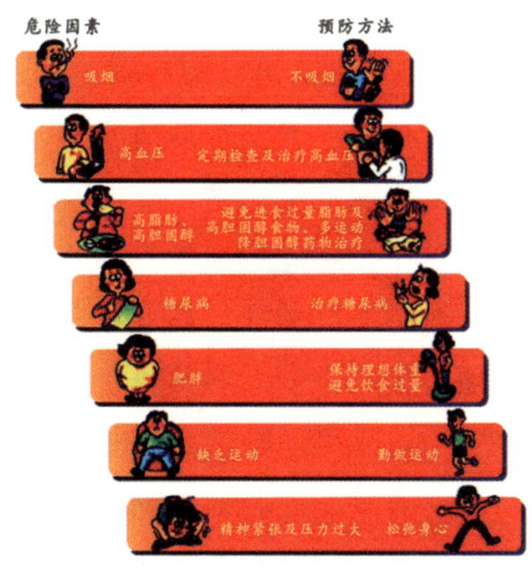

冠心病是可以预防的。随着科学技术的发展，对冠心病的预防已积累了丰富的经验，取得了显著的效果。冠心病的预防应重点放在防止健康人发生冠脉粥样硬化上，即冠心病的一级预防；对已患有冠心病的患者，重点是防止冠心病的进一步发展，即冠心病的二级预防；对已发生心梗的患者应进行三级预防。一级预防是根本性的预防，也是最重要的预防，二级和三级预防对冠心病患者来说也是很重要的。

（1）一级预防：通过控制易患因素，从而防止动脉粥样硬化的形成。一级预防应从儿童开始，对有冠心病家庭史的儿童更应早期预防。

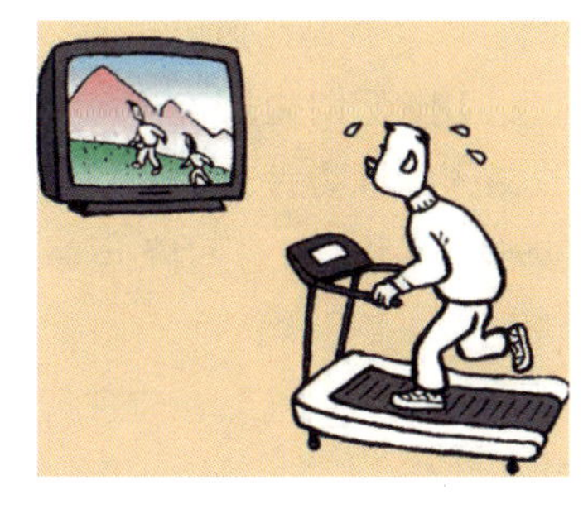

（2）二级预防：在一级预防的基础上进行心脏康复，以防止心绞痛的发作和急性心梗的发生。

（3）三级预防：在一、二级预防的基础上，积极治疗心绞痛和心梗，防止再梗死和并发症的发生，延长病人寿命，降低死亡率。三级预防的许多工作需在医院里进行，但家庭和自我防治也十分重要。

冠心病是可以治愈的，也就是说，冠脉粥样斑块是可以消退的。大量动物实验和临床资料表明，经过 1 ～ 2 年积极的治疗（合理饮食、降血压、降血脂、戒烟、适当运动等）后，有 30% 患者的冠脉粥样斑块有所消退。对已发生急性心梗的患者，若予以正确处理和适当治疗，也可以抑制其病变的进一步发展，并长期稳定病情。

208. 怎样进行冠心病的一级预防？

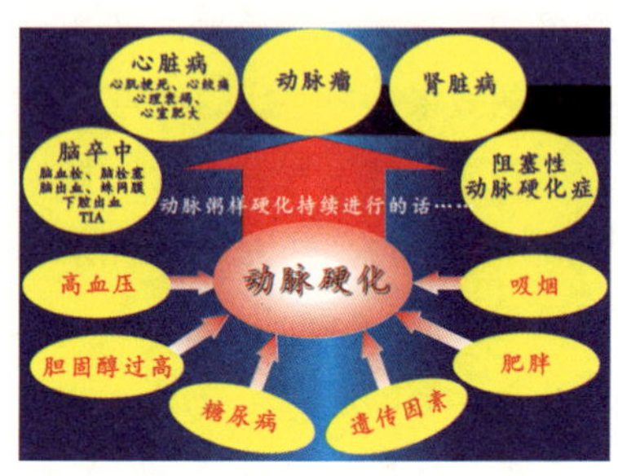

冠心病一级预防即防发病，主要是控制危险因素、降低发病率。对冠心病危险因素的干预包括针对全人群和针对高危人群两种预防策略。全人群预防是通过改变与冠心病危险因素有关的生活行为方式、社会结构和经济因素等，来降低人群中危险因素的平均值；高危人群预防是指针对有1个或1个以上冠心病危险因素的特定人群，降低其危险因素水平，有效地控制冠心病的发生。冠心病的一级预防应从儿童开始：①积极预防儿童肥胖；②重视儿童饮食中钙的摄入量；③预防高血压；④控制儿童和青少年吸烟。

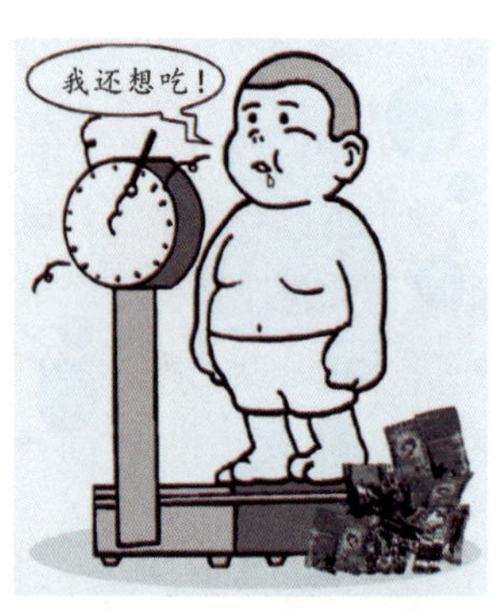

冠心病的一级预防内容包括：

（1）控制高血压

①降低钠盐摄入量：人类理想的食盐摄入标准为每日5g，每日食盐摄入减少5g，平均舒张压可降低4mmHg。

②忌多量饮酒。

③对高血压患者应进行长期正规的降压治疗。

（2）防治高血脂，降低人群血脂水平：降低胆固醇并保持适当水平，主要依靠倡导合理的膳食，在饮食结构上保持我国传统的低脂肪、多蔬菜、素食为主的优点，并努力改变低蛋白、低钙和高盐的缺点。应在医师指导下采用药物和非药物治疗措施，努力将胆固醇控制在理想的水平。

（3）保持合理的饮食结构及热量摄入，避免超重和肥胖。

（4）积极治疗糖尿病。

（5）避免长期精神紧张及过分激动。

（6）积极参加体育锻炼：每人可根据自己的特点选择1～2项有益的体育锻炼项目，长期坚持锻炼。

（7）戒烟：我国有3.5亿人吸烟，戒烟是一项难度很大的复杂的社会工程。要在公共场所建立无烟区；深入持久地开展“吸烟有害健康”的宣传教育，在中小学生中开展反对吸烟的教育，禁止青少年吸烟。

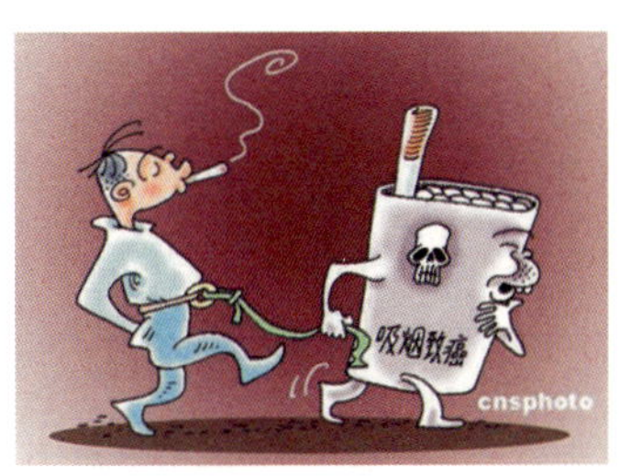

209. 怎样进行冠心病的二级预防？

冠心病的二级预防是指对已患有冠心病的患者采取有效的措施，以防止动脉粥样硬化的进一步发展，针对再梗死和猝死的一些易患因素加以防范。其内容可概括为三个“ABCDE”。

传统的两个“ABCDE”为：

2A：血管紧张素转换酶抑制剂（ACEI）/阿司匹林（Aspirin）；

2B：β受体阻滞剂（β-blocker）/控制血压（Blood pressure control）；

2C：戒烟（Cigarette quitting）/降胆固醇（Cholesterol-lowering）；

2D：合理饮食（Diet）/控制糖尿病（Diabetes control）；

2E：运动（Exercise）/教育（Education）。

有学者提出，第三个“ABCDE”与上述两个同等重要。

A：血管紧张素受体抑制剂（ARB），适用于ACEI治疗禁忌或不能耐受者；

B：体重指数控制（BMI control），使BMI维持在18.5～24.9kg/m^2，腰围＜90cm；

C：中医药（Chinese medicine），包括活血化瘀类中药或中成药，如冠心丹参滴丸等；

D：复合维生素（Decavitamin），包括叶酸、维生素 B_{12} 等；

E：情绪（Emotion）。

目前，二级预防已经与心脏康复整合在一起，包括运动处方、饮食处方、戒烟处方、心理处方和药物处方五个方面。

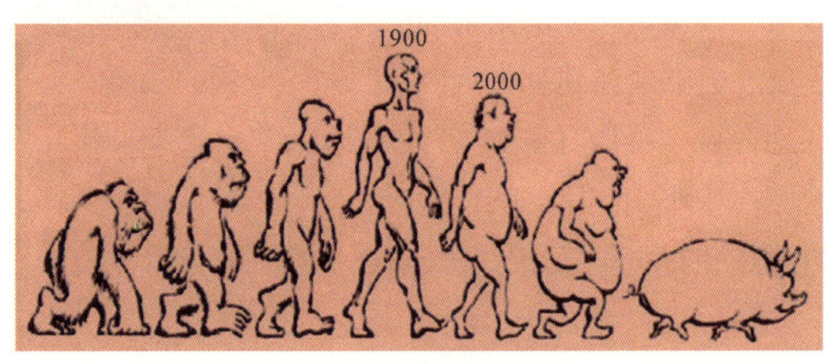

210. 怎样进行冠心病的三级预防?

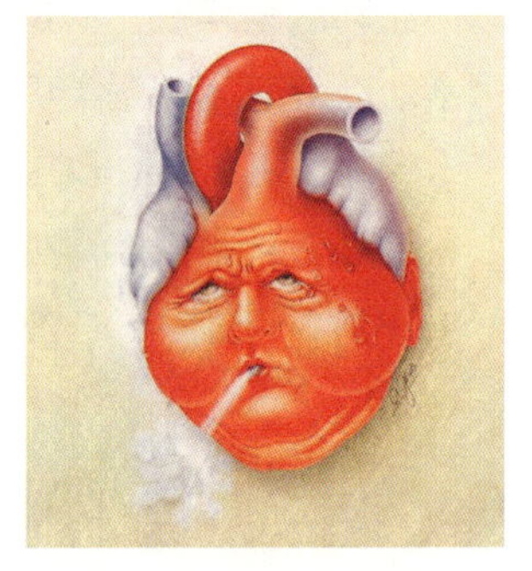

冠心病的三级预防是指对不稳定型心绞痛和急性心肌梗死的患者采取积极有效的治疗措施，防止并发症的发生，包括心脏破裂、栓塞、心衰、严重心律失常、室壁瘤等，以期提高患者的生存质量并降低死亡率。三级预防的另一层含义是在冠心病的药物治疗中防治药源性疾病，防止药物的不良反应，尤其是防止肝、肾功能损害，防止猝死发生。不稳定型心绞痛和急性心肌梗死多由粥样硬化斑块破裂、血栓完全或不完全堵塞血管所致。因此，除二级预防中的强化治疗外，还需采取抗凝、溶栓治疗（如肝素、尿激酶等），以及休息、吸氧、彻底止痛等一般治疗；根据病情，选择经皮冠状动脉介入治疗或急诊冠状动脉旁路移植术。

211. 怎样才能早期发现老年人心肌梗死?

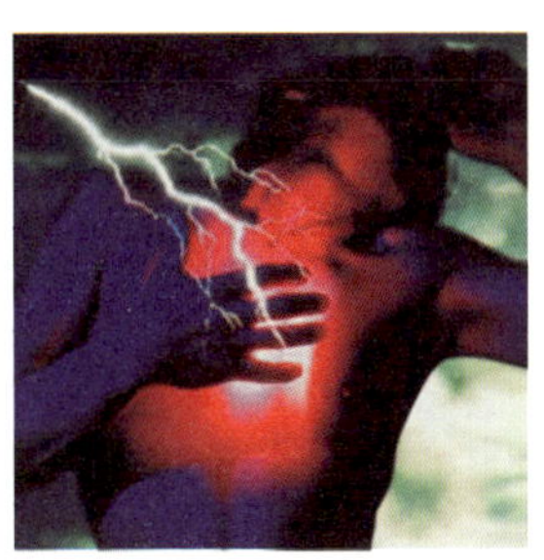

老年人如出现下述症状，应高度怀疑心肌梗死的可能：

（1）出现难以形容的胸背部或上腹部不适。

（2）无明显诱因情况下出现胸闷、阵发性呼吸困难、不能平卧、剧烈咳嗽、咳血性泡沫样痰或白色痰。

（3）突然出现面色苍白、出冷汗等危重疾病表现。

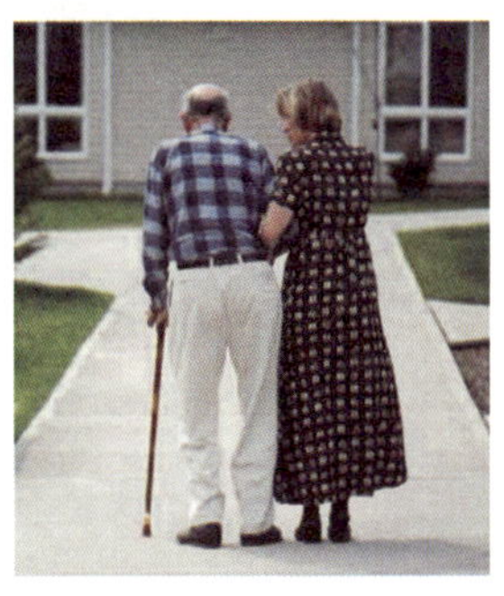

（4）原有高血压者，近期发生原因不明的血压下降，特别是收缩压降至12kPa（90mmHg）以下，常提示心肌可能出现损伤而致收缩无力。

（5）糖尿病患者若出现昏迷，应警惕是否合并心肌梗死。

（6）半夜突然惊醒，醒后出冷汗、乏力、呼吸急促等。

（7）在慢性支气管炎基础上，突发胸闷，气促加重，而不能用肺部感染解释者。

（8）患者突然出现神志不清、晕厥、抽搐等症状。

212. 高危人群如何早期发现冠心病?

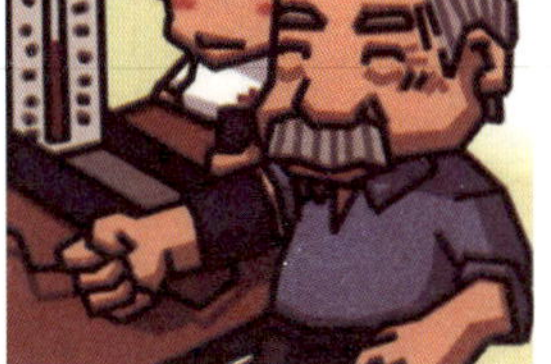

早期发现、早期诊断、早期治疗对冠心病的疗效和预后都具有重要的意义。在日常生活中若出现下列现象，应提高警惕、及时就医，40岁以上的人尤其应注意。

（1）精神紧张时突然出现胸骨后或左胸部疼痛，伴有出汗，或疼痛放射至左肩、手臂、颈部等，持续时间 3 ～ 5 分钟，休息后自行缓解。

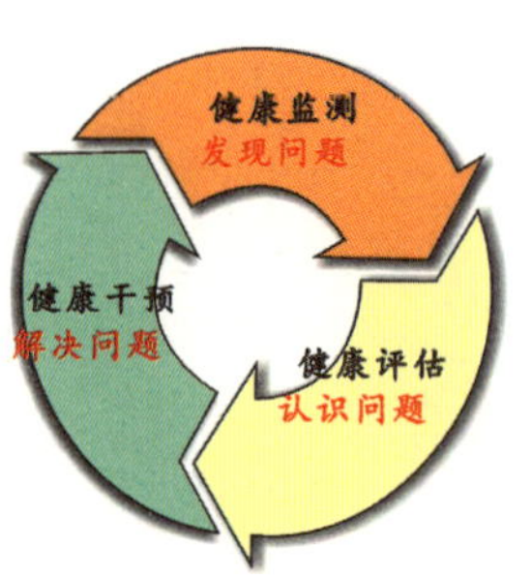

（2）饱餐、寒冷、情绪紧张激动时（如观看惊险恐惧片），感到胸闷、心悸、胸痛。

（3）性生活或用力排便时出现心悸、气促、胸痛等不适感觉。

（4）体力劳动或活动时出现心悸、气促、疲劳等症状，休息后可自行缓解。

（5）听到噪声时感到心悸、胸闷。

（6）夜间睡眠枕头低时感到憋气，需要高枕卧位。

（7）熟睡或噩梦过程中突然惊醒，感到心悸、胸闷、气促，需要坐起后才好转。

（8）长期反复发作的左肩痛、牙痛、头痛、下肢痛、颈部痛等，经一般治疗不能缓解。

（9）反复出现心律不齐、心动过速或心动过缓等心律失常表现。

213. 怎样预防心梗的发生？

要预防心肌梗死的发生，必须坚持冠心病的一、二级预防措施。同时，在日常生活中还应注意以下几点：

（1）对于冠心病高危人群来说，应禁止搬抬重物，尽量少做一些与屏气有关的动作；保持大便通畅。

（2）放松身心，愉快生活，保持平和心态。适当参加体育运动，避免做剧烈的对抗性动作。

（3）不可饱餐，不可在饱餐或饥饿的情况下洗澡；洗澡时的水温应与体温相近，且洗澡时间不宜过长；冠心病较严重的患者应在家人帮助下洗澡。

（4）注意气候变化，注意保温，防止受凉，特别是在季节交替、天气变化大的时节。

（5）注意心肌梗死的先兆症状，如突然明显加重的心绞痛；胸痛性质改变且服硝酸甘油片无效；胸痛伴出汗、恶心、呕吐或明显心动过缓；心绞痛时出现心衰，或使原有心衰加重；心电图出现 ST–T 特征性改变；老年患者出现不明原因的心律失常、心衰、休克、呼吸困难或晕厥等。

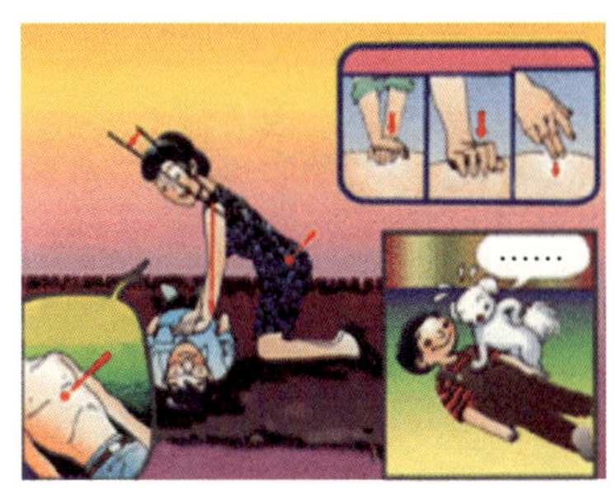

214. 怎样预防再梗死？

再梗死是冠心病心肌梗死患者高病死率的原因之一。国外的系列研究证实，再梗死的发生率为 10% ～ 20%，而且再梗死易在前一次梗死后一年内发生。再梗死患者容易发生心力衰竭或心原性休克，易发生猝死。再梗死次数越多，间隔时间越短，病死率也越高。因此，防止再梗死对于降低心肌梗死存活者的病死率和改善长期预后有重要的意义。

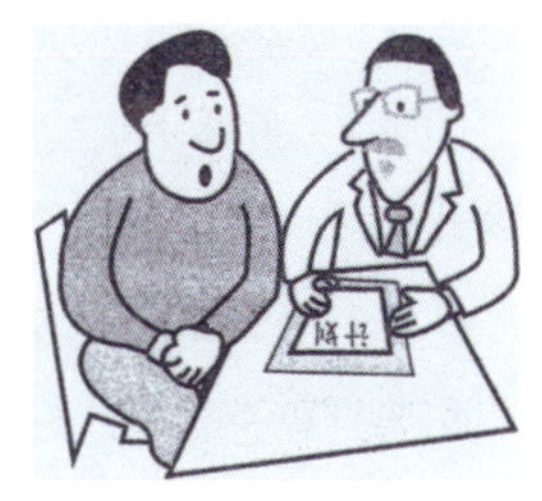

首先，要注意识别那些容易发生再梗死的高危患者，防控再梗死的重要环节。多支冠状动脉血管病变和左冠状动脉主干病变患者再梗死的风险明显增高。梗死后心绞痛为再梗死发生的危险因素，其发生再梗死的风险是梗死后无心绞痛患者的 2.5 倍。高血压病、血脂异常、情绪激动、糖尿病、吸烟及代谢综合征、女性等患者易发生再梗死。

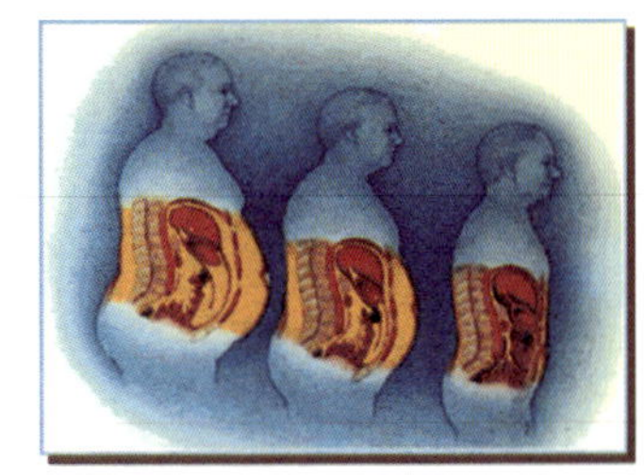

其次，须在医生指导下坚持二级预防中的三个“ABCDE”。同时，应避免心脏事件发作的诱因，如饱餐、

大量饮酒、过劳、精神紧张、情绪激动、突然的寒冷刺激等。

认真改变生活方式，坚持运动，合理饮食，减肥，戒烟，选择有循征医学证据的药物，及时发现和充分控制高血压、血脂异常和糖代谢异常，这些措施可有效预防再梗死。

215. 如何预防心肌梗死的诱发因素？

冠状动脉粥样硬化是心肌梗死的内因，而诱发因素所致的冠状动脉痉挛则是心肌梗死的外因。急性心肌梗死的可能诱因有：

（1）休克、脱水、出血、外科手术等，使冠状动脉灌注量严重不足。

（2）严重心律失常导致血液动力学障碍。

（3）重体力劳动、情绪波动、血压不稳等使心脏负荷加重，体内儿茶酚胺分泌增加，心肌需氧量则相应增加。

（4）进食多量脂肪后，血黏度增高，血流缓慢，血小板易聚集而致血栓形成。

（5）睡眠时迷走神经张力增高，易使冠状动脉产生严重且持久的痉挛。

（6）用力大便或搬运重物等使腹内压增加，心脏负荷加重。

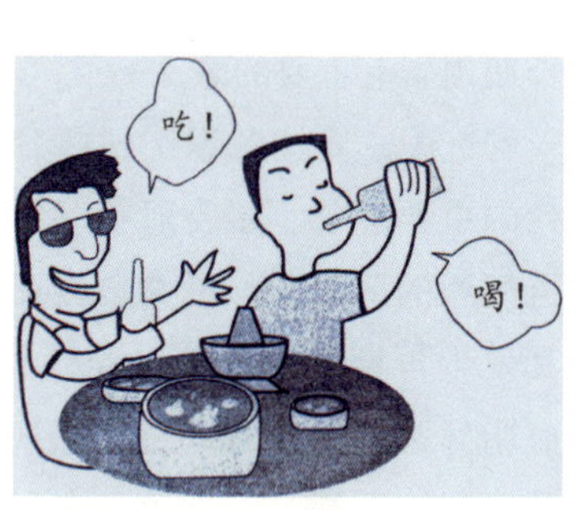

（7）天气骤变，或冷、热刺激等。

预防诱发因素的方法包括：

（1）按医嘱服用二级预防的药物，如阿司匹林、β 受体阻滞剂等。

（2）应避免剧烈的体力活动和情绪过度波动。

（3）注意保暖，防止受凉。

（4）应注意是否出现脱水、出血、休克等情况，外科手术前应请心内科医师会诊。

（5）有效控制心律失常和高血压。

（6）合理安排膳食，避免暴饮暴食，坚持低脂、低盐饮食等。

（7）保持大便通畅，注意日常生活规律有序。

216. 冠心病患者随身及家庭应准备些什么？

冠心病心绞痛发作时常需中止工作或活动，休息数分钟后方可缓解，严重者或反复发作者则需药物治疗。冠心病患者平素应选择几种随身携带药物，晚上睡眠时放在床边，随手可取，以备急用。这类药物包括硝酸甘油或硝酸异山梨酯、地尔硫䓬、阿替洛尔、地西泮和硝苯地平等。也可携带速效救心丸或复方丹参滴丸等中成药。另外，应随身携带一张应急保健卡片，其内容包括姓名、年龄、工作单位、住址及电话、家人的联系电话、既往病史、用药情况、药物过敏史、医疗单位、挂号证及病历号等。

冠心病患者的家庭应准备：

（1）急救备用药物

①硝酸甘油或硝酸异山梨酯 10 ～ 20 片。注意：硝酸甘油瓶一旦打开，6 个月后必须更换；没有打开过的硝酸甘油每年更换一次。

②美托洛尔或阿替洛尔 10 片。

③地西泮片 10 片（有镇静、抗焦虑作用）。

④阿托品片 10 片。

⑤阿司匹林片 10 片，或其他抗血小板药物。

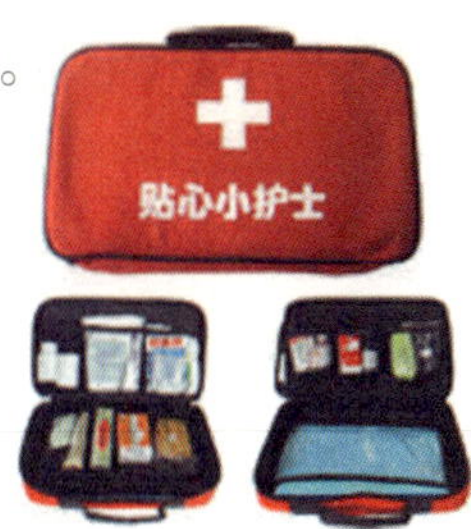

（2）常用小器械

①体温表 1 只。

②血压计 1 只。

③听诊器 1 只。

④常备氧气袋。

217. 患者发生心绞痛或心肌梗死时应怎么办?

患者自己如遇到心绞痛或心梗发作，应注意以下几点：

（1）停止工作和活动，不要走动，原地休息，可含服硝酸甘油片。

（2）避免紧张情绪，保持镇静，最好闭目养神，用鼻孔呼吸，必要时可口服5mg地西泮。

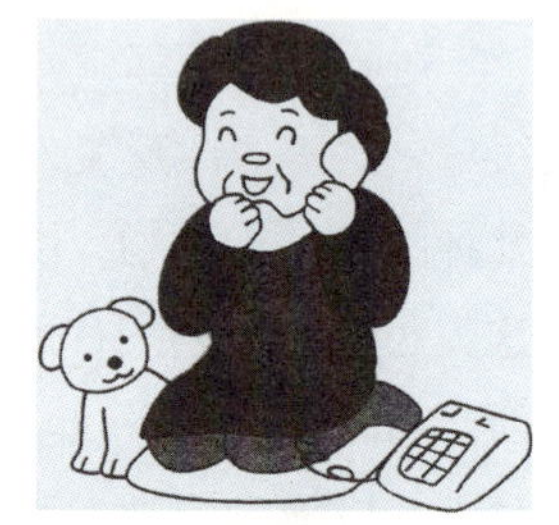

（3）设法与“120”急救中心或附近医疗单位取得联系。

（4）在转送医院的过程中，应尽量放松，不可主动用力。

家属遇到家人发生心绞痛或心梗时应注意：

（1）坚持“就地抢救”原则，根据情况可使用一些抢救药物。

（2）迅速与“120”急救中心或附近医疗单位联系。

（3）给患者含服硝酸甘油片，有条件的要先予吸氧，并观察其心率、心律、脉搏、呼吸等生命体征。

（4）安慰患者，使其放松。

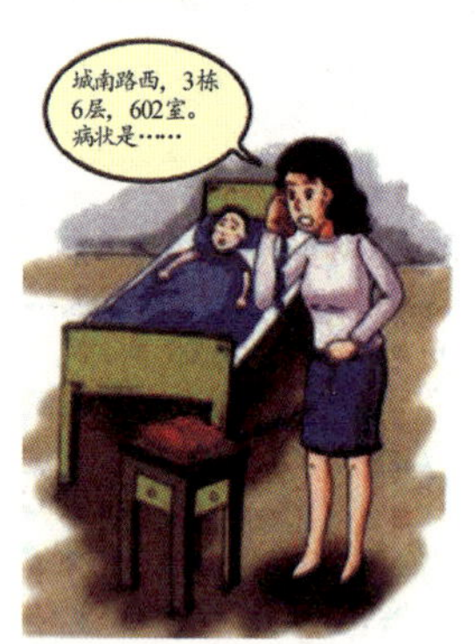

（5）具备下列条件者可转送到医院进行进一步诊治：

①患者安静，心绞痛不明显；

②血压稳定、呼吸正常；

③心率60～100次/分，无心律失常；

④使用有监护和抢救设备的救护车；

⑤事先通知医院做好准备工作。

218. 心肌梗死患者入院后应注意什么?

急性心肌梗死患者住院后，须卧床休息，有条件者应进行心电监护和血液动力学监测。急性心肌梗死患者入院后应注意：

（1）睡硬板床，平卧，吸氧。

（2）保持环境安静，消除患者的紧张情绪，避免刺激，必要时可服镇静剂或注射止痛剂（疼痛剧烈时）。

（3）不能大声说话及用力咳嗽、翻身、大小便，不可强行自己活动。

（4）饮食应清淡，少量多餐，每日可分 4 ～ 6 餐，不可饱餐。

（5）严禁饮酒、吸烟。

（6）主动配合医护人员观察病情变化，如实反映症状，定时测血压，如感觉异常须及时报告医师。

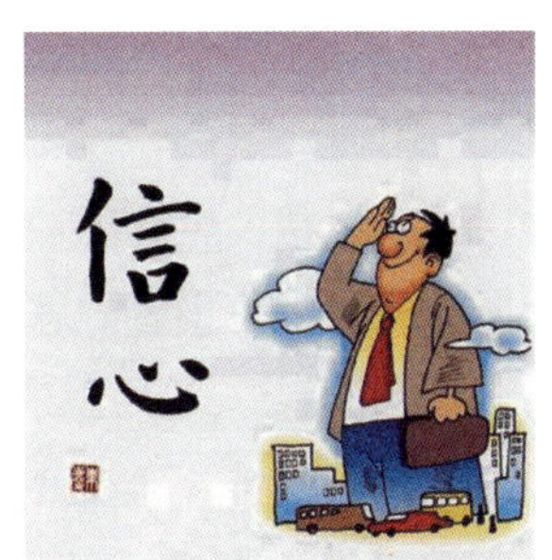

（7）开始活动的时间和活动量要严格按计划进行，不可盲目行动。

（8）医护人员对患者要尽量采取保护性医疗措施，做好患者的思想工作，解除患者的恐惧和紧张心理，帮助患者树立信心。

（9）家属必须服从医护人员的安排，除必要的陪护人员外，尽量减少陪客和探视者，保证病房安静有序，以利于患者休息和医护人员的抢救工作。

（10）患者不得擅自离开病房，若必须外出，应征得主管医师的同意。

（11）患者不得随意改变饮食，不得随意翻阅病历。

（12）陪护人员要热情、体贴，不谈论影响患者健康的话题。

（13）在患者住院期间，陪护人员应学习一些基本的护理知识，以利于出院后的家庭康复治疗。

219. 心梗患者出院后如何进行家庭康复？

心梗患者出院后，在家庭康复中应注意：

（1）按医嘱坚持系统的治疗，包括定时服药等。

（2）不滥用药物，老年人用药应“少而精”。

（3）定期到医院复查，了解疾病的动态变化，及时调整用药。

（4）适度进行体育锻炼，运动量由小到大，循序渐进。

（5）力所能及地帮助家人干家务，但不能过度劳累。

（6）戒烟，不喝酒或少喝酒。

（7）饮食安排合理，营养搭配恰当，不可饱餐，应保持大便通畅。

全脂奶粉

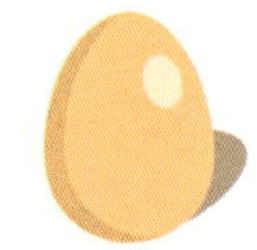
鸡蛋

（8）记录病情变化，学会一些基本的自我护理技术，如测脉搏、量血压等。

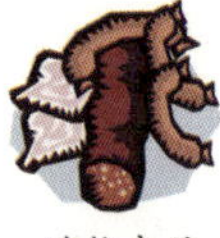
动物内脏

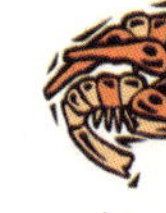
虾、蟹

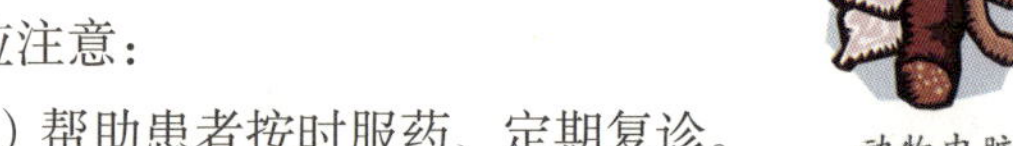

心梗患者的家属在患者出院后的家庭康复中应注意：

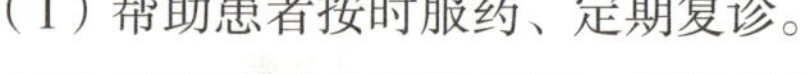

（1）帮助患者按时服药、定期复诊。

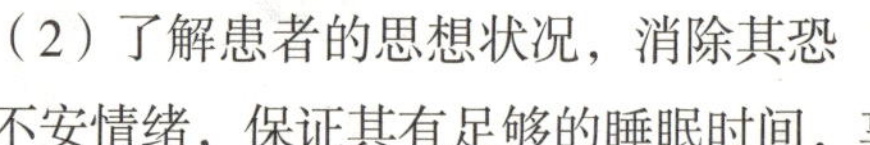

（2）了解患者的思想状况，消除其恐惧和不安情绪，保证其有足够的睡眠时间，享受平静的生活。

（3）安排合理饮食。

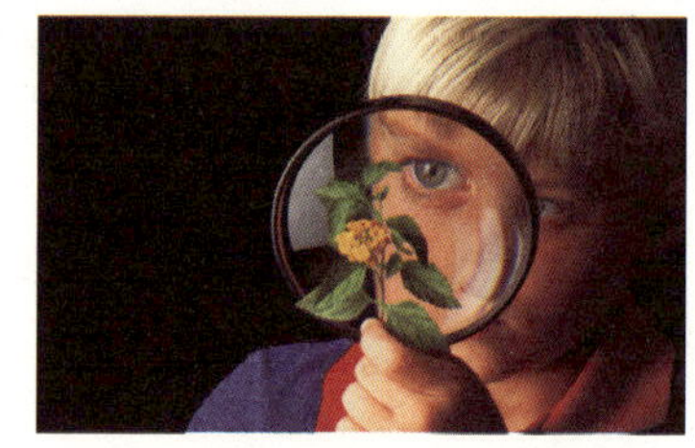

（4）安排适当的锻炼项目和运动量。

（5）帮助患者控制易患因素，包括高血压、高脂血症、糖尿病、肥胖等。

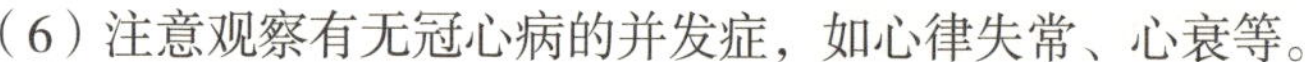

（6）注意观察有无冠心病的并发症，如心律失常、心衰等。

（7）预防心绞痛发作。

220. 心梗患者康复后是否可正常工作？

许多心梗患者的梗死面积并不大，无明显并发症，基本上可恢复到发病前的心功能状态，这些患者在心梗后2～3个月可以做些轻微工作。有的心梗患者即使梗死面积大，甚至有并发症出现，也不必过度紧张，只要恢复正常、病情稳定，无心绞痛等不适症状，半年后仍可参加一些社会活动和适当的工作。心梗患者何时可以参加工作，主要取决于病情的严重程度和康复情况。心梗患者参加工作后应注意下列问题：

（1）不可一开始就全日工作，可先半日工作，做好充分的思想和体力上的准备，逐渐适应工作。

（2）根据病情选择不同的工作，避免重体力劳动，如搬运、推拉重物和高空作业，也不能长期从事精神紧张的工作，如驾驶汽车等，必要时可请求调换工作。

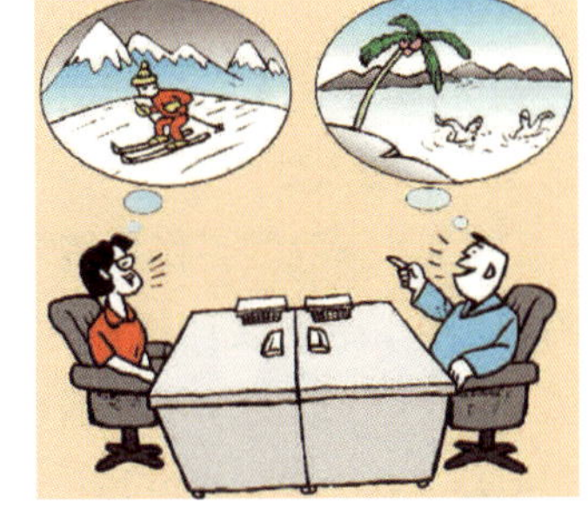

（3）禁止参加对抗性体育比赛和其他一些易造成紧张心理的活动。

（4）量力而行，劳逸结合，可间歇性放松身心。如工作中出现心悸、胸痛、气促、冷汗、恶心等症状，应立即停止工作，必要时赴医院诊治。

（5）上班工作时应随身携带必需的药物，以备急用。

（6）定期做门诊检查，以掌握病情的动态变化。

（7）避免加班加点工作，不能在空腹或饥饿或饱餐状态下进行工作。

（8）上班应避开高峰时间，乘车时应坐在座位上，不可蹲着或站着，不能挤车或追赶汽车。

221. 如何调护植入起搏器的冠心病患者？

植入永久性起搏器的冠心病患者应注意下列事项：

（1）继续常规服用冠心病相关药物。

（2）起搏器的一般寿命为 6 ～ 8 年，应定期进行门诊随访，测试起搏器各项参数，查心电图或 24 小时动态心电图。

（3）电击和外科手术时的电刀可对起搏器产生影响，应事先向医生说明。

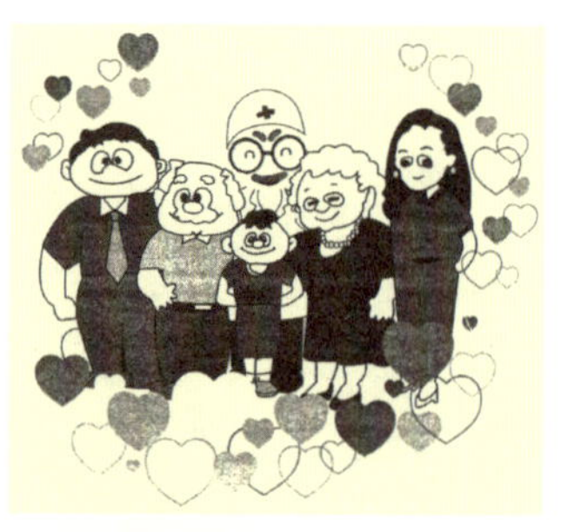

（4）应远离磁场区（雷达站、电台和电视中转发射站），忌做磁共振检查和使用电神经肌肉刺激器。

（5）移动电话应距离起搏器22cm以上，尽可能用对侧上肢接听手机、电话等。

（6）不能用力向上、向后挥动植入侧上肢。

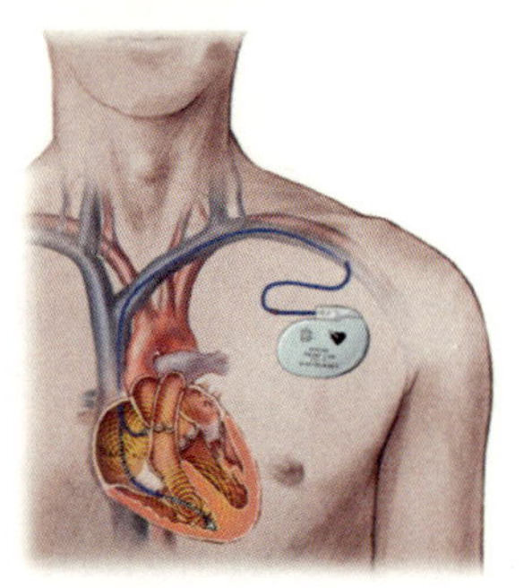

（7）在洗澡时不能用毛巾用力擦洗起搏器植入处。

（8）一般的工作环境不会影响起搏器工作，包括复印机、电脑等。

（9）一般的家用电器也不会影响起搏器工作，包括电吹风、电剃须刀、电视机、电冰箱、吸尘器、电烤箱等。

（10）以正常步速穿过商店、机场等使用金属探测器或防盗系统的拱门，避免在附近徘徊。乘飞机前应向机场安全人员出示起搏器植入证明。

（11）应记住起搏器的植入时间和型号。

（12）若出现下例情况，应及时与医生联系：

①疲劳、呼吸短促、心率改变；

②伤口发红、发热、肿胀、疼痛或有分泌物；

③出现植入前症状。

222. 冠心病患者如何进补？

对冠心病患者来说，滋补药不能代替药物治疗、饮食和运动治疗。对于久病缠身、大病初愈的心肌梗死患者或老年人，适当选用一些滋补药也是有好处的，但应注意下列原则：

（1）宜在冬令时节服用。

（2）冠心病、心肌梗死患者宜选用以党参、黄芪、附子、桂枝等为主的温补药物。

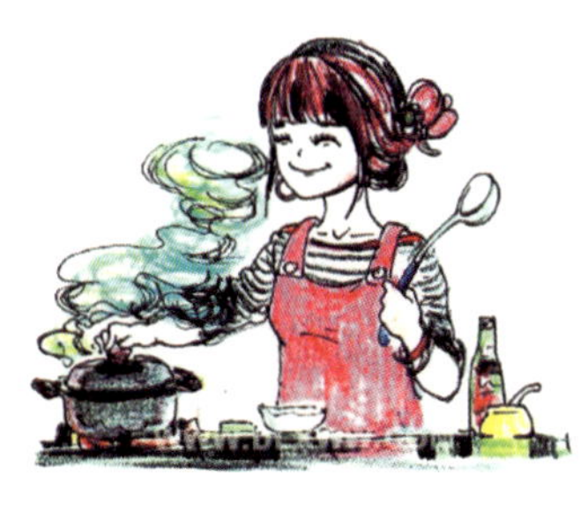

（3）老年人宜选用西洋参、人参、何首乌、枸杞子、天麻、冬虫夏草和/或羊肉、银耳、核桃、山药等药物或食物进补。

（4）对心肌梗死后的老年人，特别是怕冷、四肢不热、精神不振者，应选用红参、附子、肉桂、当归、干姜、桂圆、胡桃肉等温补药。

（5）坚持“可补可不补者一般不补，能食补者不要药补”的原则，不可大量使用或滥用滋补药，以免引起不良反应。

223. 冠心病患者如何过好冬天？

大量统计资料表明，冠心病死亡率在12月至次年2月最高。寒冷刺激可使外周血管收缩、痉挛，血流速度缓慢，血黏度增高，从而加重心脏负荷，间接地诱发心绞痛和心肌梗死；寒冷刺激还可使交感神经兴奋、心率加快和血压升高，诱发冠状动脉痉挛，导致管腔闭塞和急性心肌梗死发生。因此，冠心病患者过冬天应注意下列几点：

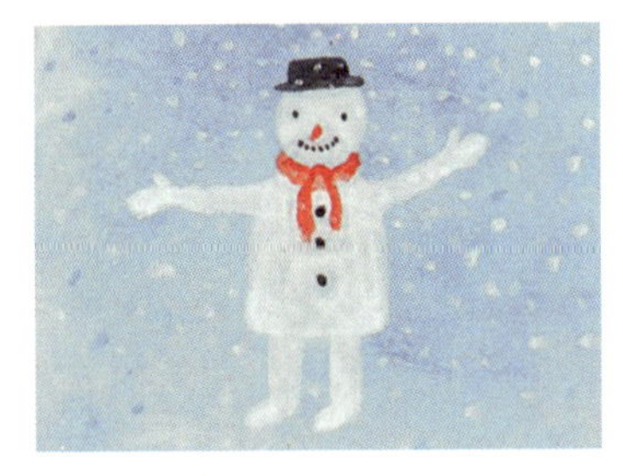

（1）除坚持服用常用药物外，应随身携带保健急救盒以应急。按医嘱定期复查，了解病变动态，并注意及时防治气管炎、感冒等疾病。

（2）寒流、冷空气侵袭或气温骤降时，应多穿衣服，以防受凉，户外活动时应戴口罩。选择着装时，应遵循轻便的原则，否则过多的衣服会增加心脏负担，加重病情。

（3）参加力所能及的体育锻炼，增强御寒能力。尽量减少户外活动，不可在清晨迎风跑步或骑车；冬季室外散步最好在上午10—11时或下午3时，以阳光充足时为宜。

（4）居室应该保持温暖（18～20℃），不可突然离开温暖的房间，以防止室内外温差的刺激。

（5）提倡用冷水洗脸、温水擦身，以提高皮肤的抗寒能力。

（6）由于冬天活动量相对较小，冠心病患者容易出现大便干结，这时应多吃蔬菜、水果等，以保持大便通畅。饮食不宜过冷，不可饱餐。

224. 冠心病患者如何过好夏天？

夏天酷暑时，患者出汗多，血黏度增高，易形成血栓，另外炎热气候也可致冠状动脉痉挛，所以夏天也是冠心病的好发季节。冠心病患者过夏天应注意下列几点：

（1）注意防暑降温。做到“少擦汗，多扇扇，勤冲澡（温水），适补盐，多补水”。室内可开启空调，使用空调时最佳温度为24～27℃。

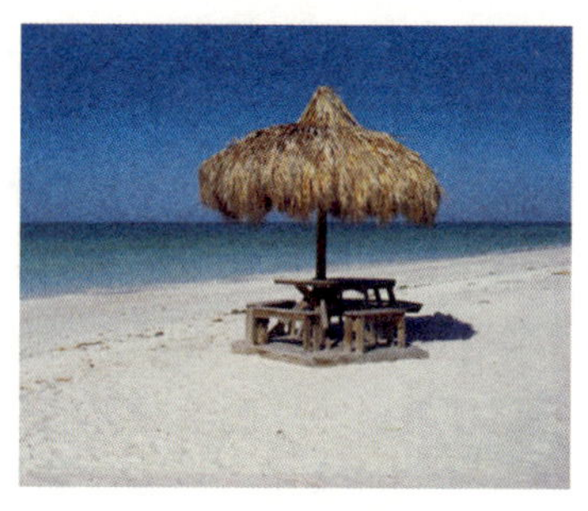

（2）要保持情绪稳定，起居要有序。专家说：“只有心理平衡才能生理平衡，各脏器功能正常，血流通畅，远离心梗的威胁。”冠心病患者如果晚间入睡较晚，早晨不宜过早起床，中午要适当休息，以补充睡眠不足。

（3）饮食要清淡。不可过多地吃冷饮，应注意饮食卫生和个人卫生。冠心病患者还需要保持大便通畅。

（4）忌烟限酒。

225. 冠心病患者的预后怎样?

冠心病的预后与临床表现并不平行，临床医师有时很难判断。一般认为:

（1）心绞痛患者年死亡率为 1% ～ 4%；冠状动脉三支病变或主干病变伴有左室射血分数显著下降者，年死亡率为 10% ～ 15%；行冠状动脉旁路移植后，年死亡率下降至 5%；不稳定型心绞痛患者急性心肌梗死和心原性猝死的发生率为 10% ～ 15%；变异型心绞痛者 3 ～ 6 个月内发生急性心肌梗死和心原性猝死的概率在 10% 以上。

（2）休息时心电图和血压正常的心绞痛患者年死亡率为 2%；休息时心电图和血压异常的心绞痛患者年死亡率为 8%。

（3）反复心绞痛发作且有性质变化（疼痛加剧等）或休息时出现心绞痛者，3 个月内发生心肌梗死的概率为 16%，死亡率为 20%；新发的不稳定型心绞痛 3 个月内发生心肌梗死的概率为 2%，死亡率为 10%。

（4）约有 1/3 旁路移植后的患者在术后 5 ～ 10 年移植的血管又发生粥样硬化病变。

（5）年龄越小，预后越好；心肌缺血和坏死的范围越大，预后越差；单纯冠状动脉痉挛者预后良好；左室射血分数＜ 30% 者预后差；冠心病并发高血压及糖尿病预后较差；心脏扩大者预后差；并发症越多则预后越差；并发心原性休克者死亡率在 50% 以上。

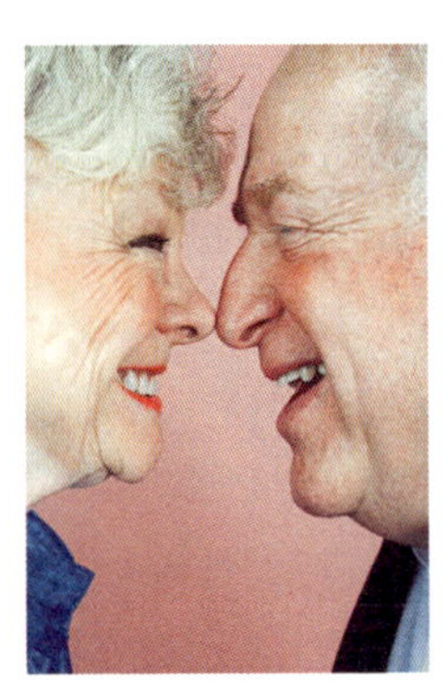

尽管冠心病的预后中有一定的死亡率和急性心肌梗死发生率，但冠心病患者通过以下几方面努力是可以长寿的。

（1）避免过度劳累，适当进行体力活动。

（2）消除危险因素，合理安排饮食。

（3）按照医师的运动处方进行适当的锻炼，以促进侧支循环的形成。

（4）学会自我控制，保持情绪稳定。

226. 怎样预防老年人猝死？

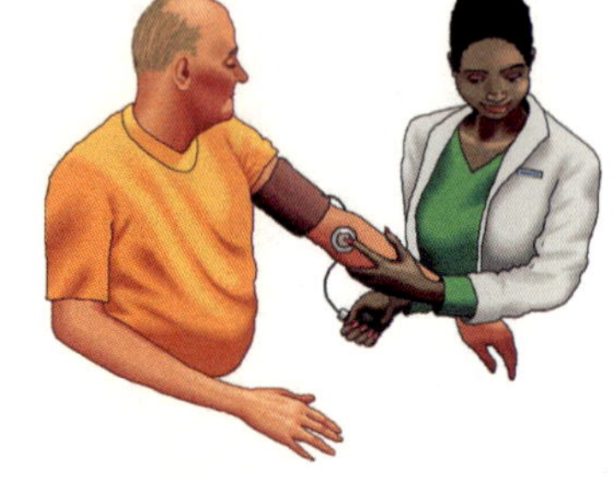

猝死是指在6小时内突然死亡，且不是由外伤或事故所致。发病1小时内死亡者，绝大部分为心原性猝死。预防老年人猝死应注意以下几方面：

（1）加强心血管疾病预防知识的宣传，提高全民的医学基础知识，按照冠心病一级、二级和三级预防要求进行冠心病的防治工作。

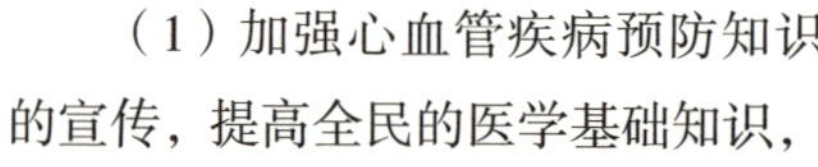

（2）普及心肺复苏知识，传授简单的复苏操作技术。

（3）老年人自身应注意避免过度劳累和激动，避免暴饮暴食，避免过度受凉，避免有烟环境，戒烟等。

（4）对下列患者应给予适当的药物治疗或植入式心脏复律除颤器（ICD）治疗：曾有室颤发作史者；有阵发性室速，心绞痛时出现室早，患者丧失工作能力者；急性心肌梗死发生6个月内出现频发室早或不稳定型心绞痛，或处于应激状态（如亲人去世等）同时伴有频发室早者。

227. 家属如何对猝死者进行紧急救护？

心原性猝死是指由于心脏病发作而导致的出乎意料的突然死亡。心原性猝死的直接原因是心脏骤停，心脏骤停后4分钟即可出现脑组织不可逆的损害，10分钟就可出现脑死亡。对于心跳呼吸骤停的患者，心肺复苏成功与否的关键是时间。抢救生命的黄金时间是4分钟，现场及时开展有效的抢救非常重要。

心肺复苏的步骤如下：

▲步骤一：判断意识。轻拍患者肩膀，高声呼喊："喂，你怎么了？"

▲步骤二：高声呼救："快来人啊，有人晕倒了，快拨打'120'急救电话"。

▲步骤三：如发现病人无反应、无意识及无呼吸，或叹息样呼吸，将病人翻成仰卧姿势，放在坚硬的平面上。

▲步骤四：胸外心脏按压，AED一旦到达，立即使用AED电除颤。

按压部位：胸部正中两乳头连线水平。

按压方法：

①双手掌根同向重叠，十指相扣，掌心翘起，手指离开胸壁，双臂伸直，上半身前倾，以髋关节为支点，垂直向下用力，有节奏地按压30次。

②按压与放松时间相等，下压深度5～6cm，放松间隙保证胸壁完全复位，同时掌根不离开胸壁，按压频率在100～120次/分。

▲步骤五：打开气道。成人：用仰头举颏法打开气道，使下颌角与耳垂连线垂直于地面（90°）。

▲步骤六：口对口人工呼吸。

将放在患者前额的拇指、食指捏紧患者的鼻翼，吸一口气，用双唇包严患者口唇，缓慢、持续地将气体吹入。

吹气时间在1秒钟以上。吹气量为500～600mL（吹气时，患者胸部隆起即可，避免过度通气）。

重要提示：按压与通气之比为30∶2，做5个循环或2分钟后可以观察一下病人的呼吸和脉搏。

AED使用急救四步法：

①接通电源。取得AED后，将AED放置在患者身边，打开AED盖子，将电极板插头插入AED主机插孔，并开启电源，注意在准备AED的同时持续行心肺复苏。

②安放电极片。保证患者胸部干燥、无遮挡，贴电极片时，使电极片充分接触皮肤，两块电极片分别贴在患者左侧乳头外侧和右侧胸部上方。

③除颤。按照语音提示操作 AED，等待 AED 分析心律，分析心律时避免接触患者，以免导致分析不准确；分析完毕后，AED 会发出是否进行除颤的建议，提醒并确认所有人没有接触患者后，按下“放电”键，进行除颤。

④心肺复苏。除颤完成后，继续进行高质量的心肺复苏。

心肺复苏有效指征：

①病人面色、口唇由苍白、青紫变红润；

②恢复自主呼吸及脉搏搏动；

③眼球活动，手足抽动，呻吟。

心肺复苏术（CAB）

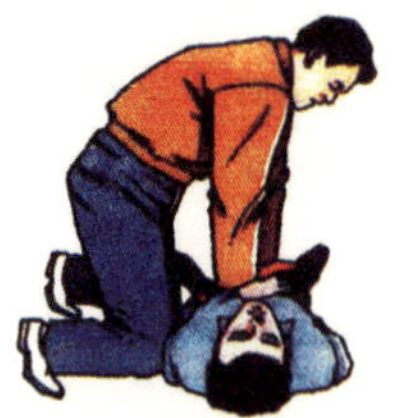

C——胸外心脏按压

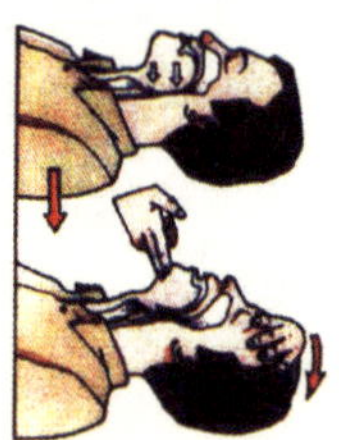

A——保持呼吸道通畅

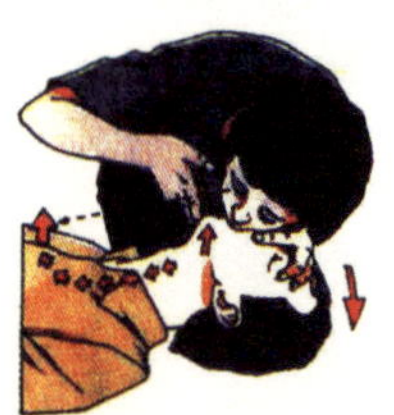

B——人工呼吸

图书在版编目（CIP）数据

冠心病家庭与病房调护 / 郭航远等主编.— 2版
.— 杭州：浙江大学出版社，2020.9
ISBN 978-7-308-20335-7

Ⅰ.①冠… Ⅱ.①郭… Ⅲ.①冠心病—防治②冠心病
—护理 Ⅳ.①R541.4②R473.5

中国版本图书馆CIP数据核字（2020）第113851号

冠心病家庭与病房调护（第二版）

主编 郭航远 陈利坚
吕巧霞 余 瑜

责任编辑 余健波
责任校对 汪淑芳
封面设计 周 灵
出版发行 浙江大学出版社
（杭州天目山路148号 邮政编码：310007）
（网址：http://www.zjupress.com）
排 版 浙江时代出版服务有限公司
印 刷 绍兴市越生彩印有限公司
开 本 880mm × 1230mm 1/32
印 张 6
字 数 156千
版 印 次 2020年9月第2版 2020年9月第1次印刷
书 号 ISBN 978-7-308-20335-7
定 价 40.00元

浙江大学出版社市场运营中心联系方式：（0571）88925591；http://zjdxcbs.tmall.com